Dit boek is geschreven / verzameld door
John H Baselmans-Oracle

Lay-out
John H Baselmans-Oracle
Afbeeldingen en tekeningen
Diverse artisten

Met een speciale dank aan iedereen die me geholpen heeft.

Een uitgave van:

LoBa Productions

ISBN 978-1-71657-634-8

Quantiversum

John H Baselmans - Oracle

Inhoud

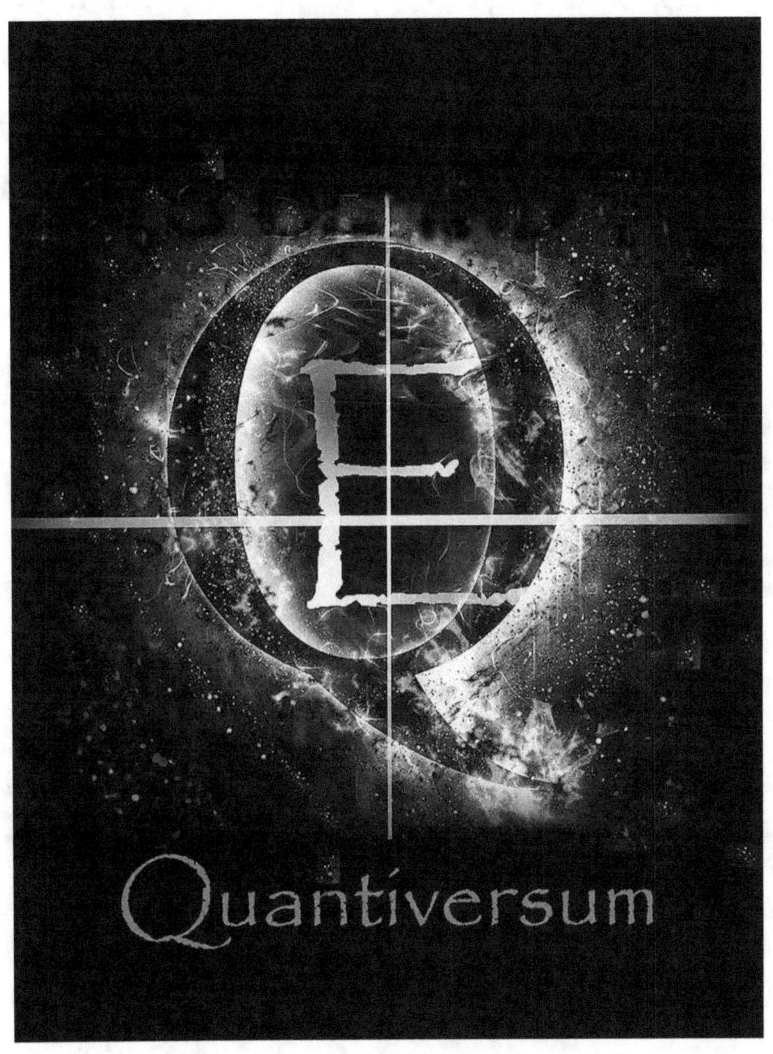

Quantiversum

De absolute leer van het Quantiversum

"If you want to find the secrets of the Universe,
Think in terms of energy, frequency and vibrations"

Nikola Tesla

Voorwoord

Diverse groten der aarden hebben in het verleden zaken naar buiten gebracht die wij als mensen veelal snel verboden of zelfs geheel verwierpen, puur omdat er te weinig geld mee te verdienen was. Toch kwam de wetenschap zo in de knel dat men wel iets moest accepteren van wat er werkelijk om zich gebeurt. Quantum Energie/Mechanica is dan ook een kleine stap in de richting van de algemene leer van het leven. Het opende langzaam maar zeker andere wegen voor de wetenschappers die langzaam maar zeker bepaalde vrijheden kregen en daardoor ook andere inzichten.

Om te laten zien hoe vastgeroest de wetenschap in de praktijk nog is, wil ik in het eerste hoofdstuk deze wetenschappers en hun beweringen aan je voorleggen. Ik weet, dit alles is geen heerlijke kost maar wel leerzaam hoe te zien in wat voor een kronkels de wetenschap ging wringen. Voor we ons dus gaan verdiepen over de absolute kracht van het Quantiversum en de vele energievormen om ons heen wil ik eerst de wetenschap aan het woord laten om zo je te laten zien hoe zij de diverse Quantum richtingen interpreteren en zich verhouden ten opzichte van het Quantiversum.

Hoofdstuk 1

1-1 Quantumtheorie

Voorafgaand aan de theorie van de Quantummechanica werd de Quantumtheorie ontwikkeld, ook wel bekend als de "oude Quantumtheorie".

1-1a Eerste Quantumtheorie

Een eerste aanzet tot deze theorie begon met Max Planck in zijn studie, gepubliceerd in 1900 "Zur Theorie des Gesetzes der Energie-Verteilung im Normal-Spektrum". In dit artikel levert Planck een oplossing voor een tot dan toe onopgelost probleem, namelijk de gemeten intensiteitsverdeling van de straling, afkomstig van een zwart lichaam. Pogingen om deze stralingsverdeling te verklaren met behulp van de klassieke natuurkunde mislukten (stralingswet van Rayleigh-Jeans en stralingswet van Wien). De door Planck ontwikkelde stralingsformule kon deze stralingsverdeling wel goed verklaren. Planck kwam tot deze formule, wanneer hij aannam dat de interactie van straling met materie altijd gaat in eindige energiepakketjes (kwanta). Later zou blijken dat de afleiding van Planck fysisch onjuist was, maar het eindresultaat ervan wel goed was. De correcte afleiding zou later door Albert Einstein gegeven worden.

Einstein, die onafhankelijk van Planck werkte, kwam in 1905 met dezelfde formule op grond van statistische beschouwingen over entropieveranderingen van straling in een afgesloten ruimte. Hij ging daarbij wat verder dan Planck, door te stellen dat straling uit deeltjes (fotonen) bestaat en dat dat de reden is waarom de interactie van straling met materie in energiepakketjes gaat. Met zijn theorie kon Einstein vervolgens het foto-elektrisch effect verklaren. Een paar jaar later, in 1909, stelde Einstein vast, dat de volgende stap het ontwikkelen van een theorie voor straling was, die een combinatie is van de deeltjestheorie en de golftheorie (dualiteit van golven en deeltjes).

Niels Bohr ontwikkelde in 1913, op grond van het werk van Einstein en Planck, een nieuw model voor het atoom, ter vervanging van het toen bekende atoommodel van Rutherford. In zijn atoommodel van Bohr stelde hij, dat een elektron binnen een atoom een discrete hoeveelheid straling kan absorberen of uitzenden, wat ervoor zorgt dat het elektron van baan wisselt (Quantumsprong). Verder kwam hij tot de conclusie dat alleen bepaalde banen toegestaan waren voor de elektronen om een atoomkern, met andere woorden de elektronenbanen zijn gekwantiseerd. Een precieze verklaring hiervoor gaf hij niet - deze werd later gegeven door de Broglie. Ook voerde hij het eerste Quantumgetal in voor de baanschil van het elektron. Arnold Sommerfeld verfijnde een paar jaar later het baanmodel van Niels Bohr, door te stellen dat de elektronenbanen ellipsvormig waren in plaats van cirkelvormig. Hij voegde extra Quantumgetallen toe om ook impulsmoment en magnetisch moment van het elektron te beschrijven.

Lange tijd stond Einstein alleen in zijn geloof in fotonen. Tot begin jaren 20 geloofde geen enkele wetenschapper hierin. Het eerste directe experimentele bewijs voor het bestaan van fotonen werd in 1923 door Arthur Holly Compton geleverd. In een botsingsexperiment met straling en elektronen, beschreef hij het naar hem genoemde Compton-effect. Hij toonde aan, dat zowel de deeltjestheorie als de golftheorie gebruikt moet worden om dit effect te kunnen verklaren.

In 1924 kwam Louis-Victor de Broglie met het idee dat deeltjes ook als golven gezien kunnen worden (hypothese van De Broglie), wat later experimenteel bevestigd werd. Hij paste zijn ideeën toe op het atoommodel van Bohr en stelde de elektronen rondom de atoomkern voor als staande golven. Hij ontdekte dat een staande golf alleen bij bepaalde elektronenbanen kon ontstaan, namelijk bij de toegestane elektronenbanen zoals beschreven door Bohr.

In 1924 bedacht Wolfgang Pauli het uitsluitingsbeginsel voor de elektronen op grond van beschouwingen over de Quantumgetallen. Hij bedacht hierbij ook het concept van de spin voor elektronen.

1-2 Quantum

1-2a Omschrijving

Quantum is het Latijnse woord voor hoeveelheid en betekent, in het moderne begrip, de kleinst mogelijke discrete eenheid van elke fysieke eigenschap, zoals energie of materie. Quantum kwam in het laatste gebruik in 1900, toen de natuurkundige Max Planck het gebruikte in een presentatie aan de Duitse Fysische Vereniging. Planck had getracht de reden te ontdekken dat de straling van een gloeiend lichaam van kleur verandert van rood, naar oranje, en uiteindelijk naar blauw als de temperatuur ervan stijgt. Hij vond dat door de veronderstelling dat straling in discrete eenheden bestond op dezelfde manier als materie, in plaats van als een constante elektromagnetische golf, zoals vroeger werd aangenomen, en dus kwantificeerbaar was, hij het antwoord op zijn vraag kon vinden.

Planck schreef een wiskundige vergelijking met een cijfer om individuele eenheden van energie weer te geven. Hij noemde de eenheden quanta. Planck nam aan dat er een theorie was die nog moest voortkomen uit de ontdekking van quanta, maar in feite definieerde hun bestaan een geheel nieuwe en fundamentele natuurwet. Einstein's relativiteitstheorie en Quantumtheorie verklaren samen de aard en het gedrag van alle materie en energie op aarde en vormen de basis voor de moderne natuurkunde. Er zijn echter nog steeds conflicten tussen de twee. Voor een groot deel van zijn leven zocht Einstein naar wat hij een verenigde veldtheorie noemde -- men zou de onverenigbaarheden van de theorieën met elkaar verzoenen. Vervolgens zijn de Superstring Theorie en de M-theorie voorgesteld als kandidaten om die rol te vervullen.

1-3 Quantum energie teleportatie

Quantum energie teleportatie, een hypothese die voor het eerst naar voren is gebracht door de Japanse fysicus Masahiro Hotta van de Tohoku Universiteit, stelt voor dat het mogelijk is om energie te teleporteren door gebruik te maken van Quantum energie schommelingen van een verstrengelde vacuüm toestand van een Quantum veld. De hypothese stelt voor dat energie kan worden geïnjecteerd in een nulpuntsfluctuatie van het veld op de ene plaats en onttrokken aan een fluctuatie op een andere plaats. Zelfs voor interstellaire afstandstransfer van energie is de hoeveelheid geteleporteerde energie niet nul, maar verwaarloosbaar klein. Daarentegen zal het teleportatieprotocol effectief zijn in kleine Quantum-werelden van nanoschaal-apparaten zoals Quantum-computers.

Het idee is een voortzetting van het werk van computerwetenschapper Charles H. Bennett over Quantum teleportatie C.H. Bennett, et al. in 1993 en experimenteel bevestigd door verschillende experimenten in de daaropvolgende jaren. Protocollen van de Quantum teleportatie brengen Quantum informatie over, maar kunnen de energie zelf niet teleporteren.

1-3a Beschrijving

Quantum energieteleportatie is een Quantum protocol dat lokaal beschikbare energie in operationele zin overbrengt van het ene subsysteem van een systeem met veel lichamen naar het andere in een verstrengelde grondtoestand door gebruik te maken van lokale operaties en klassieke communicatie (LOCC). De lokaal beschikbare energie geeft aan welke energie uit een subsysteem kan worden onttrokken door lokale operaties en voor welk doel dan ook kan worden gebruikt. De overdrachtssnelheid kan veel sneller zijn dan de snelheid van de energieverspreiding van het systeem. Het laat geen energietransport toe met een superluminale snelheid (sneller dan het licht), noch verhoogt het de totale energie zelf die zich op een verre plaats bevindt. Hoewel nul-punt energie van de grondtoestand overal in het systeem bestaat en bijdraagt aan de hoeveelheid van de totale energie, is het niet beschikbaar door gebruik te maken van gewone lokale operaties. Als echter informatie over een lokale nulpuntsfluctuatie, die een deel van de nulpuntsenergie met zich meebrengt, wordt verkregen door een meting van een ver subsysteem via de grondtoestand, komt de energie beschikbaar, en kan deze worden onttrokken door een lokale bewerking, afhankelijk van de informatie. De winning van de energie gaat gepaard met de opwekking van negatieve energiedichtheid, die in de kwantumfysica van vele lichaamssystemen, waaronder kwantumvelden, is toegestaan en die de lokale wet op het behoud van energie behoudt. De meting op afstand, die de informatie voor de energiewinning oplevert, injecteert energie in het gemeten subsysteem. Een deel van de geïnjecteerde energie, dat groter is dan die van de energie die uit de nulpuntsfluctuatie wordt gehaald, wordt niet beschikbaar door het breken van de verstrengeling door de meting, en kan niet worden opgehaald door lokale operaties in het meetgebied. Zo neemt tijdens het protocol de hoeveelheid lokaal beschikbare energie af in het meetgebied en neemt deze toe in het energiewinningsgebied. De geïnjecteerde energie is de input van dit teleportatieprotocol, en de gewonnen energie is de output.

De details zijn te vinden in een review artikel geschreven door Hotta.

1-4 Quantum fysica

In de fysica is een Quantum of Quantum de kleinste, ondeelbare hoeveelheid van een grootheid die bij een interactie betrokken kan zijn.

Hoeveelheden van de grootheid komen alleen voor in veelvouden van een Quantum. Men zegt dat de grootheid gekwantiseerd is. Een foton is een voorbeeld van een lichtQuantum. Sinds het ontstaan van de Quantumfysica zijn in dit onderzoeksgebied meerdere specialisaties ontstaan, waaronder: Quantummechanica, Quantumoptica, Quantumelektrodynamica (QED),

Quantumchromodynamica (QCD), Quantumchemie en Quantuminformatica.

1-5 Quantummechanica

Het woord "Quantum" is afgeleid van het Latijnse "Quantum" dat refereert aan een gehele hoeveelheid van iets (vragend: 'hoeveel?' en relatief: zoveel als). Dit is de basis van de Quantummechanica, namelijk, dat een fysische eigenschap (lading, spin, energie, pariteit e.d.) gekwantiseerd kan zijn.

Anders gezegd; een fysische eigenschap kan als geheel veelvoud van een basiseenheid worden weergegeven en zal altijd als een geheel veelvoud hiervan voorkomen in de natuur. Voor lading is deze basiseenheid de elektronlading.

Op de nog kleinere schaal van quarks is de basiseenheid overigens een derde van die lading. In tegenstelling tot lading is energie niet gekwantiseerd, hoewel de energie in elektromagnetische straling van een bepaalde frequentie slechts uit kwanta van de energie E van een foton kan bestaan. Deze energie van een foton is $E = h\,\nu$, waarin ν de frequentie van het foton is en h de constante van Planck. In deze formule wordt vaak de frequentie gesubstitueerd door de lichtsnelheid gedeeld door de golflengte.

De Solvay-conferentie van 1927 in Brussel.
Quantummechanica is een natuurkundige theorie die het gedrag van materie en energie met interacties van kwanta op atomaire en subatomaire schaal beschrijft. De ontwikkeling ervan sinds het begin van de 20e eeuw kan, samen met die van de relativiteitstheorie, beschouwd worden als de overgang van de klassieke natuurkunde naar de moderne natuurkunde. Quantummechanica kwam tot stand door de inspanningen van vele eminente geleerden. Beroemd is de vijfde Solvay-conferentie van 1927 in Brussel, waarin 29 geleerden bijeenkwamen om over de Quantummechanica te discussiëren.

1-6 Golf-deeltje-dualiteit

Een tweede basisidee van de Quantummechanica is de golf-deeltje-dualiteit. Deze stelt dat elk fysisch object zowel een deeltjes- als een golf-karakter heeft, waarbij de ene of de andere wordt waargenomen naargelang de manier waarop men observeert. Voor afmetingen die aanzienlijk groter zijn dan de debroglie-golflengte is Quantummechanica tot klassieke natuurkunde te herleiden. Als deze golflengte van dezelfde orde is als het object waarmee men interageert, dan moet men een Quantummechanische beschrijving gebruiken. Een mens en ook een auto kan zonder problemen als klassiek systeem beschouwd worden omdat hun afmeting ten opzichte van de debroglie-golflengte enorm groot is. Voor atomen en andere elementaire deeltjes is dit niet altijd het geval. Bij atomen in een bose-einsteincondensaat kan deze lengte vele centimeters bedragen en dan is er een macroscopisch systeem waar toch Quantummechanische effecten een rol spelen.

De Quantumfysica onderzoekt dus processen die zich in het Quantumregime afspelen; veelal is dit op atomair of subatomair niveau, maar soms kan dit ook een macroscopisch systeem zijn, waarvoor men wetmatigheden probeert op te sporen.

Er zijn recent pogingen ondernomen een Quantumcomputer te vervaardigen. De nano- of picocomputer moet gebruikmaken van Quantumeffecten om tot nu toe onuitvoerbare berekeningen aan te kunnen en zou bij verwezenlijking een nieuwe revolutionaire stap zijn en grote gevolgen hebben voor alle wetenschappen.

1-7 Algemeen overzicht Quantumtheorie

In de Quantumtheorie wordt de werkelijkheid op een fundamenteel andere manier benaderd dan in de klassieke natuurkunde, waarin ervan wordt uitgegaan dat er een waarnemeronafhankelijke werkelijkheid is en natuurkundige grootheden continue variabelen zijn, die in elke gewenste combinatie gemeten kunnen worden. Meetonnauwkeurigheden worden in de klassieke natuurkunde gezien als een praktisch probleem.

In de Quantumtheorie (althans in de breed aangehangen Kopenhaagse interpretatie van Niels Bohr en Werner Heisenberg) variëren natuurkundige grootheden stapsgewijs (met 1 Quantum tegelijk) en kan er geen enkele waarneming worden gedaan zonder dat het waargenomen verschijnsel wordt beïnvloed. Er is in de Quantumtheorie dus geen waarnemeronafhankelijke werkelijkheid. Door dit tweede fundamentele verschil met de klassieke natuurkunde is het principieel uitgesloten om het effect van de waarneming uit te schakelen: de keuze die de waarnemer maakt bij het opzetten van een experiment bepaalt in belangrijke mate de uitkomst daarvan. Het product van de onnauwkeurigheden van de gelijktijdige metingen van twee grootheden (bijvoorbeeld plaats en impuls) heeft volgens de onzekerheidsrelatie van Heisenberg een minimale waarde. Is de ene grootheid met de grootst mogelijke nauwkeurigheid gemeten, dan is de andere onvermijdelijk geheel onbepaald en ook niet bepaalbaar. De onzekerheidsrelatie is zelf echter wel nauwkeurig en objectief geformuleerd. Op macroscopische schaal is de invloed van Quantummechanische beperkingen op de nauwkeurigheid meestal verwaarloosbaar of geheel niet meetbaar en gaat de Quantummechanica over in de klassieke natuurkunde: dat heet het correspondentieprincipe.

De Quantummechanica doet bovendien slechts statistische uitspraken over een reeks van waarnemingen. Dat heeft tot gevolg dat het gedrag van een individueel elementair deeltje slechts in termen van waarschijnlijkheid kan worden beschreven. Die waarschijnlijkheden worden beschreven door de modulus in het kwadraat van de complexe golffuncties, die de kansdichtheid geven op het meten van een bepaalde waarde van een fysische grootheid zoals bv. plaats, snelheid en spin. Met de term "spin" wordt de Quantummechanische versie van het impulsmoment genoemd.

De beschrijving van systemen door middel van een golffunctie betekent dat deeltjes zich, afhankelijk van de manier waarop ze worden waargenomen, soms als een deeltje in klassieke zin, maar soms als een golfverschijnsel gedragen. Zo kunnen bijvoorbeeld elektronenbundels, net als lichtbundels, brekingsverschijnselen en interferentie en diffractie vertonen. Andersom kan licht ook beschouwd worden als bestaande uit kwanta, die in het geval van licht fotonen genoemd worden, met een energie E:

Bij het formuleren van de Quantummechanica in termen van golffuncties blijkt dat bepaalde fysische grootheden uitsluitend waarden kunnen aannemen uit een bepaalde verzameling, die van de situatie en de te meten grootheid afhangt. Een bekend voorbeeld is het feit dat elektronen in een atoom slechts bepaalde energieniveaus kunnen bezetten, wat aanleiding geeft tot spectraallijnen in het licht dat door het atoom wordt uitgezonden. Een ander opmerkelijk feit in de Quantummechanica is dat fysische grootheden van een systeem in sommige combinaties niet tegelijkertijd met willekeurige nauwkeurigheid bekend kunnen zijn. De belangrijkste voorbeelden hiervan zijn plaats x en impuls p, en tijd t en energie E. Dit feit staat bekend als de onzekerheidsrelatie van Heisenberg. De onnauwkeurigheden Δ in deze grootheden zijn naar onder in grootte begrensd door de volgende ongelijkheden:

Dit volgt rechtstreeks uit de aanname van golfeigenschappen en uit de wiskundige eigenschap van de fouriertransformatie. Er zijn nog tal van andere onzekerheidsrelaties tussen paren van fysische grootheden, die daarom niet-commuterend worden genoemd. In jargon zegt men dat bij meten (waarnemen) van een willekeurige variabele de golffunctie wordt geprojecteerd op een eigentoestand. Dit betekent dat alle andere informatie (over alle andere observabelen) verloren gaat. De onzekerheidsrelatie tussen twee willekeurige niet-commuterende grootheden wordt gegeven door:

De Quantummechanica maakt onderscheid tussen twee typen deeltjes: bosonen en fermionen. Het onderscheid zit in de spin van het deeltje, een fundamentele eigenschap die alleen van het type deeltje afhangt en de waarden kan aannemen. De deeltjes met heeltallige spin heten bosonen, de andere worden fermionen genoemd. Een belangrijk resultaat met betrekking tot dit onderscheid is het uitsluitingsprincipe van Pauli, dat zegt dat er geen twee fermionen naast elkaar in dezelfde toestand kunnen bestaan. Voor de bosonen is dat wel mogelijk.

1-8 Schrödingervergelijking

In de meest simpele vorm worden deeltjes in de Quantummechanica beschreven als oplossing van de schrödingervergelijking. In de plaatsrepresentatie is deze golffunctie een oplossing van deze vorm van de schrödingervergelijking.

Die vergelijking heeft de wiskundige vorm van een golfvergelijking, dus volgen hieruit de golfeigenschappen.

Hierbij is H de hamiltoniaan, een operator die de totale energie weergeeft. Vaak wordt ervoor gekozen om de tijdonafhankelijke schrödingervergelijking op te lossen.

1-9 Dirac-formalisme

De Quantummechanica is door de Britse fysicus Paul Dirac van een abstracte, naar hem genoemde bra-ket-notatie voorzien:

De toestand van een fysisch systeem wordt gegeven door een vector in een ruimte die geen hilbertruimte is (wat wel, bleef bij Dirac onduidelijk). Voor elke willekeurige toestandsvector geldt: waarbij de hermitisch geconjugeerde is .De kans dat een systeem met toestandsvector zich in toestand bevindt wordt gegeven door meetbare grootheden corresponderen met hermitische operatoren die de toestandsvector als argument hebben; deze bezitten reële eigenwaarden die de numerieke waarde van die meetbare grootheden aangeven. Elementaire deeltjes blijken een spin S te hebben. Dit is de Quantummechanische versie van het klassieke impulsmoment. Voor de drie componenten van deze vectorgrootheid gelden de commutatierelaties:

Elementaire deeltjes kunnen worden onderverdeeld in bosonen en fermionen. Bosonen hebben een golffunctie die 'even' is (symmetrisch in plaats en tijd); fermionen hebben een golffunctie die 'oneven' is (anti-symmetrisch in plaats en tijd). Dit verklaart waarom fermionen aan het pauli-verbod onderworpen zijn en bosonen niet.

1-10 Geschiedenis Quantumtheorie

Voorafgaand aan de theorie van de Quantummechanica werd de Quantumtheorie ontwikkeld, ook wel bekend als de "oude Quantumtheorie". Deze theorie werd ontwikkeld in de tijdsperiode 1900-1924 en is ontstaan door de inspanningen van wetenschappers als Planck, Einstein, Bohr, Sommerfeld, Compton, de Broglie en Pauli. Elk van deze wetenschappers leverde hun eigen bijdrage aan de Quantumtheorie.

1-10a Ontwikkeling Quantummechanica

Wetenschappers als Heisenberg en Schrödinger breiden de Quantumtheorie verder uit. Hun werk wordt gezien als onderdeel van wat hedendaags bekend staat als de Quantummechanica. Hierbij kwamen Heisenberg en Schrödinger elk apart met een theorie voor de Quantummechanica. De theorie van Heisenberg is gebaseerd op het gebruik van matrices en staat dan ook bekend als matrixmechanica, terwijl die van Schrödinger gebruikmaakt van een golfvergelijking en daarom bekendstaat als golfmechanica.

In 1925 werkte Heisenberg, voortbordurend op het werk van Bohr, aan een code voor het koppelen van Quantumgetallen aan energietoestanden van het atoom aan de hand van experimenteel bepaalde frequenties en intensiteit van lichtspectra. Heisenberg kwam uit op een vergelijking waarbij voor bepaalde grootheden (positie en impuls) de commutatieve eigenschap blijkbaar niet geldig is. Max Born herkende hier matrices in en samen met Pascual Jordan zette hij de vergelijking van Heisenberg om naar de matrixnotatie. Max Born is tevens de bedenker van de naam 'Quantummechanica'. Later in 1927 leidde Heisenberg uit zijn vergelijking zijn beroemde onzekerheidsrelatie af.

In hetzelfde jaar 1925 stelde Schrödinger, op grond van de materiegolven van de Broglie, zijn golfvergelijking op. De oplossing van deze vergelijking leverde de golffunctie op, waarmee hij het Quantumaspect van een systeem kon beschrijven. De vraag rees hoe men de golffunctie fysisch moest interpreteren. Veel geleerden konden hier geen bevredigend antwoord op geven, totdat Max Born in 1926 met de verklaring kwam dat, de golffunctie voor de waarschijnlijkheidsamplitude staat, waarmee men de waarschijnlijkheid van het voorkomen van een bepaalde Quantumtoestand kan berekenen. Volgens Born had de golffunctie zelf verder geen fysische realiteit. Dit was een geheel nieuw concept. Volgens Born waren in de atoomtheorie geen exacte antwoorden meer mogelijk en kon men alleen nog maar spreken over waarschijnlijkheden.

Dat er toen twee alternatieve versies van de Quantummechanica waren ontwikkeld, vormde een probleem. In 1926 lukte Paul Dirac het om aan te tonen dat theorieën van Heisenberg en Schrödinger equivalent waren en dat ze in feite verschillende benaderingen waren van de Quantummechanica. Hierbij kan theorie van Heisenberg gekarakteriseerd worden als een deeltjesbenadering en de theorie van Schrödinger als een golfbenadering. Paul Dirac en John von Neumann vatten de twee theorieën axiomatisch samen en breidden ze verder uit. Hun methode is bekend onder de naam Quantumalgebra.

In 1927 hielden Bohr en Heisenberg zich bezig met de vraag hoe de algehele Quantummechanica te interpreteren. Hun ideeën hierover vatten zij
samen in wat later bekend werd als de Kopenhaagse interpretatie. In de
loop der tijd zouden andere wetenschappers ook andere interpretaties van de
Quantummechanica ontwikkelen. Van alle interpretaties is de Kopenhaagse
interpretatie tot nu toe de meest algemeen geaccepteerde interpretatie.

1-10b Aanvankelijke kritiek

De Quantummechanica is een intuïtief moeilijk te doorgronden theorie,
waardoor die in de beginperiode op veel weerstand stuitte.

Louis-Victor de Broglie had er bezwaar tegen dat zijn materiegolven, zoals
beschreven in de golfvergelijking van Schrödinger, zodanig werden opgevat
dat ze alleen de waarschijnlijkheid van een Quantumsysteem beschreven
waardoor de materiegolven zelf dus 'niet reëel' waren. De Broglie werkte
vervolgens zelf aan een theorie van reële materiegolven. Zijn werk werd
voortgezet door David Bohm, wat in 1952 leidde tot de Broglie–Bohm
theorie. Deze theorie is een alternatieve, deterministische beschrijving van
de Quantummechanica.
In 1935 had Erwin Schrödinger kritiek op het idee, dat deeltjes niet bestaan
totdat er een waarneming plaatsvindt, dit ten gevolge van het onzekerheidsprincipe. Om aan te tonen dat deze theorie absurd was, bedacht Schrödinger
een gedachte-experiment met een kat, die door dit effect tegelijkertijd
zowel dood als levend kon zijn. Dit experiment staat bekend als Schrödingers kat. Schrödinger hoopte met dit experiment aan te tonen dat het idee
incorrect was. maar tot zijn ontsteltenis gebeurde het tegenovergestelde.
Wetenschappers gingen Schrödingers experiment als voorbeeld gebruiken
om het contra-intuïtieve aspect van de Quantummechanica te benadrukken.

Albert Einstein zelf had later bezwaar tegen de 'kansverdeling van deeltjes'. Een bekende uitspraak van hem hierover luidt: "God dobbelt niet".
Hij geloofde dat de onzekerheden van de Quantummechanica niet reëel

waren, maar dat er 'verborgen variabelen' waren, die we nog niet kennen, die alsnog de theorie deterministisch zouden maken. Hij formuleerde enkele ferme bezwaren tegen de Quantummechanica, o.a. Einsteins licht-doos. Niels Bohr ging de discussie met Einstein hierover aan en hij wist de bezwaren van Einstein te ontkrachten. In 1935 probeerde Einstein het opnieuw en samen met Boris Podolski en Nathan Rosen bedacht hij de EPR-paradox, een gedachte-experiment, om het ongelijk van de Kopenhaagse interpretatie van de Quantummechanica aan te tonen. In 1964 formuleerde John Bell in zijn stelling van Bell wat de randvoorwaarden zijn voor het bestaan van een verborgen variabelen-theorie in de EPR-paradox. Experimenten hieromtrent, uitgevoerd door Alain Aspect in 1982, ontkrachtten vervolgens de verborgen variabelen-theorie. Verder werd hierbij de Quantumverstrengeling, een bizar fenomeen van de Quantummechanica, experimenteel bevestigd.

1-10c Latere ontwikkelingen

In 1928 stelde Dirac voor het elektron een versie van de schrödingerver-gelijking op, waarbij de totale energie relativistisch weergegeven wordt. Deze vergelijking is bekend als de diracvergelijking. Uit deze vergelijking postuleerde Dirac het bestaan van antimaterie, wat later experimenteel bevestigd werd. Diracs werk werd vervolgens voortgezet door Richard Feynman, Freeman Dyson, Julian Schwinger en Shinichiro Tomonaga, die de theorie van de Quantumelektrodynamica ontwikkelden, die het gedrag van elektronen en fotonen beschrijft. Andere wetenschappers ont-wikkelden de Quantumchromodynamica, die betrekking heeft op deeltjes en krachten in de atoomkern. Dit werd gevolgd door de ontwikkeling van de theorie van de elektrozwakke wisselwerking, die een unificatietheorie is van de elektromagnetische kracht met de zwakke kernkracht. Hierna werden al deze theorieën samengevoegd tot één model. Dit model werd het Standaardmodel genoemd.

Quantummechanica is echter nog geen goede beschrijving van alle natuurkundige verschijnselen. Het belangrijkste probleem is dat er nog geen
Quantumtheorie van de zwaartekracht bestaat. Een combinatie van de
Quantummechanica met de algemene relativiteitstheorie wordt al ettelijke
decennia gezocht, maar er is nog geen bevredigende oplossing. In de jaren
90 werden supersnaren als de meest veelbelovende theorie beschouwd;
tegenwoordig lijkt de snaartheorie onderdeel te zijn van een algemenere
M-theorie, waarover echter nog weinig bekend is. Een theorie die tracht de
fundamentele natuurkrachten te verenigen, staat in de natuurkunde bekend
als de theorie van alles.

1-10d Filosofische consequenties

De gevolgen die de onzekerheidsrelatie van Heisenberg met zich mee
brengt, zijn niet alleen natuurkundig maar ook filosofisch enorm. Als eerste
de natuurkundige gevolgen: in de Quantummechanica beschrijven we het
deeltje, zoals gezegd, met een golffunctie en die functie hangt af van de
omgeving waarin het zich bevindt. Zowel de positie als impuls (snelheid)
van het elektron worden bepaald via de golffunctie. De onzekerheidsrelatie
stelt dat de onzekerheid in de bepaling van de plaats, vermenigvuldigd
met de onzekerheid in bepaling van de impuls nooit kleiner kan zijn
dan een bepaalde waarde. Wordt de onzekerheid van de een kleiner, dan
wordt de onzekerheid van de ander per definitie evenredig groter. Dit is
een enorme natuurkundige consequentie. Waar de klassieke natuurkunde,
die van voor de Quantummechanica, stelde dat we alles in het universum
exact kunnen weten als we maar genoeg metingen doen en de metingen
nauwkeurig genoeg zijn, daar stelt de Quantummechanica dat we alleen de
waarschijnlijkheid kunnen bepalen en dat de onzekerheid in het bepalen
van die waarschijnlijkheid gekoppeld is aan andere onzekerheden. Als de
een kleiner wordt gemaakt, dan wordt de ander groter. Deze onzekerheid
ontstaat niet door onnauwkeurigheid van de gebruikte apparatuur, maar
is fundamenteel.

Er zijn verschijnselen die tot nu toe alleen verklaard kunnen worden als we de onzekerheidsrelatie gebruiken. De filosofische implicatie daarvan zou zijn dat processen in de natuur plaatsvinden niet ondanks, maar dankzij de onzekerheidsrelatie van Heisenberg. De filosofische implicatie die de Quantummechanica met zich meebrengt is dat we moeten spreken over 'de waarschijnlijkheid van de positie van een elektron', in plaats van 'de positie van een elektron'. De Heisenberg-relatie stelt bovendien dat er een minimum onzekerheid is in de bepaling. Een filosofische interpretatie van die onzekerheid is 'willekeur' en in die interpretatie zou dus de Quantummechanica dicteren dat er een fundamentele willekeur in de natuur om ons heen is. Dit in contrast met de klassieke, deterministische natuurkunde voordien, die wel een fundamentele willekeur uitsloot. Dit stoorde dan ook ten zeerste de natuurkundigen die hun denkbeelden in de 19e eeuw hadden opgedaan zoals Einstein en Planck. De meesten van deze 'oudere' natuurkundigen hebben de Quantummechanica daarom ook nooit volledig aanvaard.

Volgens een bepaalde zienswijze binnen de Quantummechanica bestaan ten gevolge van het onzekerheidsprincipe deeltjes niet eens totdat er een waarneming plaatsvindt. Schrödinger was door deze zienswijze dermate ontstemd dat hij het beroemde voorbeeld van de kat beschreef, die door dit effect tegelijkertijd zowel dood als levend was. Schrödinger hoopte met dit onmogelijke voorbeeld te laten zien dat deze filosofie belachelijk was en dat men dit denkbeeld maar snel moest laten vallen. Tot zijn verdriet is bijna het tegenovergestelde gebeurd en is Schrödingers kat een geheel eigen leven gaan leiden.

Een ander curieus gevolg van het onzekerheidsprincipe is dat elk deeltje dat zich van A naar B verplaatst elk mogelijk pad tussen A en B daarvoor gebruikt. Voor iedere waarnemer is het echter duidelijk dat dit op macroscopische schaal, dus volgens de klassieke natuurkunde, niet is waar te nemen. Theoretici hebben hiermee geworsteld totdat Richard Feynman aantoonde dat alle paden tegen elkaar wegvallen op één na. Deze methode staat bekend als de padintegraalmethode. Feynman kreeg voor deze ontdekking een Nobelprijs.

1-10e Praktische toepassingen

Hoe controversieel de theorie in het begin ook was, veel experimenten hebben inmiddels aangetoond dat de Quantummechanica de werkelijkheid zeer nauwkeurig beschrijft. De Quantummechanica is zo een van de succesvolste natuurkundige theorieën aller tijden geworden. Ze heeft dan ook veel toepassingen; de werking van veel moderne technologieën berust op eigenschappen van de materie die niet op de klassieke wijze te beschrijven zijn. Als de natuur volledig beschreven zou kunnen worden met de 19de-eeuwse klassieke deterministische natuurkunde zouden hedendaagse technologieën en verschijnselen als kernenergie, radioactiviteit, alle halfgeleidertechnologie en dus de transistor, de MRI-scan, supergeleiding, elektronenmicroscopie, nanotechnologie en de laser onmogelijk zijn. Deze technologieën hebben op hun beurt geleid tot de ontwikkeling van computers, mobiele telefoons, internet en platte beeldschermen. Voorts is geen enkele chemische reactie verklaarbaar zonder de Quantummechanica. Quantummechanica heeft geheel nieuwe vakgebieden doen ontstaan, onder meer de Quantumchemie en de Quantumoptica.

Ontwikkelingen op het gebied van praktische toepassingen van de Quantummechanica zijn tegenwoordig volop aan de gang. Zo hoopt men in de toekomst een Quantumcomputer te ontwikkelen die hedendaagse computers ver zal overtreffen in mogelijkheden en snelheid. Andere (waarschijnlijke) toekomstige toepassingen zijn Quantumcryptografie en Quantumteleportatie.

1-11 Quantumchemie

In de Quantumchemie wordt Quantummechanica toegepast op chemische verschijnselen. Hiermee kan het gehele periodiek systeem der elementen verklaard worden en waarom sommige chemische elementen zich kunnen verbinden met bepaalde andere chemische elementen, hoeveel energie daarbij vrijkomt of juist geabsorbeerd wordt.

1-12 Quantummechanica in biologische systemen

Recentelijk, vanaf het jaar 2000, komen er steeds meer aanwijzingen dat Quantumeffecten zoals verstrengeling en coherentie op moleculaire schaal een rol spelen in biologische organismen. Zo maken planten bij fotosynthese (de omzetting van licht in chemische energie) gebruik van verstrengeling.

1-13 Quantumveldentheorie

De Quantumveldentheorie is een onderdeel van de moderne natuurkunde. Het is een theoretisch kader voor de constructie van Quantummechanische modellen van veld-achtige systemen of, equivalent, veeldeeltjessystemen. De meeste theorieën in de moderne deeltjesfysica zijn geformuleerd als relativistische Quantumveldentheorieën. In de vastestoffysica worden Quantumveldentheorieën in heel wat situaties gebruikt, vooral dan wanneer het aantal deeltjes kan variëren — bijvoorbeeld in de BCS-theorie van supergeleiding.

1-13a Geschiedenis Quantumveldentheorie

De Quantumveldentheorie is in de jaren 1920 ontstaan, toen werd geprobeerd een Quantummechanische theorie van het elektromagnetische veld op te stellen. In 1926 construeerden Max Born, Pascual Jordan en Werner Heisenberg zulk een theorie door de interne vrijheidsgraden van het veld uit te drukken in een oneindige verzameling van harmonische oscillatoren. Vervolgens hebben zij daar een canonieke kwantisatie op toegepast. Deze theorie veronderstelde de afwezigheid van elektrische ladingen of stromen en ze zou vandaag worden geklasseerd als een "vrije" veldentheorie. De eerste complete theorie van de Quantumelektrodynamica, die zowel elektromagnetische velden als elektrisch geladen materie, namelijk elektronen, bevatte, werd in 1927 door Paul Dirac opgesteld. Deze Quantumveldentheorie kon voor de modellering van belangrijke processen worden gebruikt, zoals de uitstraling van een foton door een elektron wanneer dit naar een Quantumtoestand met lagere energie valt, een proces waarin het aantal deeltjes verandert: een atoom in de oorspronkelijke toestand wordt een atoom plus een foton in de uiteindelijke toestand. Sindsdien is duidelijk geworden dat de mogelijkheid zulke fenomenen te beschrijven een van de belangrijkste kenmerken is van de Quantumveldentheorie.

Vanaf het begin was het duidelijk dat een correcte behandeling van het elektromagnetische veld op de een of andere manier Einsteins relativiteitstheorie moest bevatten, aangezien deze theorie uit de studie van het klassieke elektromagnetisme was voortgekomen. Relativiteit en Quantummechanica samenvoegen was de tweede grote drijfveer achter de ontwikkeling van de Quantumveldentheorie. Jordan en Pauli toonden in 1928 aan dat het mogelijk was om Quantumvelden bij coördinatentransformaties het gedrag op te leggen dat door de speciale relativiteitstheorie wordt voorspeld. Specifiek toonden ze aan dat commutatoren van velden lorentzinvariant zijn. In 1933 toonden Bohr en Rosenfeld aan dat dit resultaat kan worden geïnterpreteerd als een beperking op het meten van velden, die door een ruimteachtig interval van elkaar worden gescheiden, dat volgens de relativiteitstheorie noodzakelijk is. De evolutie van Quantumveldentheorie maakte een volgende grote stap door de ontdekking van de Diracvergelijking, een eendeeltjesvergelijking die aan de wetten van zowel de Quantummechanica als de (speciale) relativiteit voldoet. Het werd aangetoond dat sommige van de minder gewenste eigenschappen, zoals toestanden met negatieve energie, geen probleem meer vormden bij een herformulering als een Quantumveldentheorie. Dit werk werd verricht door Furry, Oppenheimer, Fock en anderen.

De derde fase in de ontwikkeling van Quantumveldentheorie bestond uit de consistente en eenvoudige behandeling van de statistische mechanica van veeldeeltjessystemen. In 1927 trachtte Jordan de canonieke kwantisatie van velden uit te breiden naar de golffunctie van een systeem van veel identieke deeltjes. Deze procedure wordt soms 'tweede kwantisatie' genoemd. Voor fermionen geldt het uitsluitingsprincipe van Pauli. In 1928 vonden Jordan en Wigner dat de Quantumvelden die elektronen of andere fermionen beschrijven, vanwege het uitsluitingsprincipe ontwikkeld moeten worden met anticommuterende creatie- en annihilatieoperatoren. Deze nieuwe ontwikkeling werd opgenomen in de veeldeeltjestheorie en oefende een grote invloed uit op de vastestoffysica en de kernfysica.

Ondanks haar eerste successen werd de Quantumveldentheorie geplaagd door enkele ernstige theoretische moeilijkheden. Veel schijnbaar onschuldige fysische grootheden, zoals de energieverschuiving van elektrontoestanden in aanwezigheid van een elektromagnetisch veld, leverden oneindigheden wanneer ze werden berekend met de Quantumveldentheorie; dat leek een onzinnig resultaat. Dit divergentieprobleem is in de jaren 1940 door Bethe, Tomonaga, Schwinger, Feynman en Dyson opgelost, door een procedure in te voeren, de renormalisatie. Deze ontwikkeling vond haar hoogtepunt in de constructie van de moderne theorie van Quantumelektrodynamica (QED). In het begin van de jaren 1950 werd de QED door het werk van Yang en Mills uitgebreid naar een klasse van Quantumveldentheorieën bekend als ijktheorieën. In ijktheorieën kunnen de voorkomende oneindigheden tegen elkaar worden weggestreept. In de jaren 1960 en '70 werd een ijktheorie geformuleerd die nu bekendstaat als het standaardmodel van de deeltjesfysica. Dit model beschrijft alle bekende elementaire deeltjes en de interacties ertussen. Het deel van het standaardmodel over de zwakke wisselwerking werd door Glashow geformuleerd, het higgsmechanisme werd door Weinberg en Salam toegevoegd. 't Hooft en Veltman hebben bewezen, dat de theorie consistent is.

Nog tijdens de jaren 1970 leidden parallelle ontwikkelingen in de studie van faseovergangen in de vastestoffysica, met Kadanoff, Fisher en Wilson, voortbouwend op werk van Stueckelberg, Peterman, Gell-Mann en Low, tot een nieuwe kijk en nieuwe methoden. Ze gaven een beter fysisch inzicht in de procedure van renormalisatie die in de jaren 1940 was uitgevonden. De ingevoerde renormalisatiegroep gaf aanleiding tot wat de "grote synthese" van de theoretische natuurkunde werd genoemd: de Quantumveldentheoretische technieken gebruikt in deeltjesfysica en in vastestoffysica werden in een enkel theoretisch kader verenigd.

De studie van Quantumveldentheorie is volop in ontwikkeling en er zijn veel toepassingen van haar methodes op fysische problemen. Ze blijft een van de meest bloeiende takken van de theoretische natuurkunde.

1-13b Principes van Quantumveldentheorie

1-13ba Klassieke velden en Quantumvelden

De Quantummechanica is, in haar meest algemene formulering, een theorie van abstracte operatoren, de 'observabelen' of 'waarneembare grootheden', die inwerken op een abstracte toestandsruimte (die een hilbertruimte is). De observabelen stellen fysisch waarneembare grootheden voor en de toestandsruimte bevat alle mogelijke toestanden van het systeem onder beschouwing. Elke observabele komt overeen met het klassieke idee van een vrijheidsgraad. Zo zijn, bijvoorbeeld, de fundamentele observabelen geassocieerd met de beweging van een enkel Quantumdeeltje de positie- en de impulsoperatoren. De gewone Quantummechanica handelt over zulke systemen, die een beperkt aantal vrijheidsgraden bezitten.

(Op dit punt is het belangrijk op te merken dat dit artikel het woord "deeltje" niet gebruikt in de context van de dualiteit van golven en deeltjes. In Quantumveldentheorie is "deeltje" een generieke benaming voor alle discrete Quantummechanische entiteiten, zoals een elektron, die zich onder verschillende experimentele regimes kunnen gedragen als klassieke deeltjes of golven.)

Een Quantumveld is een Quantummechanisch systeem dat een groot, mogelijk oneindig groot, aantal vrijheidsgraden bevat. Dit is niet zo exotisch als het zou lijken. Een klassiek veld bezit een verzameling vrijheidsgraden in elk punt van de ruimte. Het klassieke elektromagnetisch veld bestaat bijvoorbeeld uit twee vectoren — het elektrische veld en het magnetische veld — die in principe verschillende waarden kunnen aannemen in elk punt van de ruimte. Wanneer het veld in zijn geheel wordt beschouwd als een Quantumsysteem, heeft het een oneindige verzameling observabelen (zelfs een overaftelbare verzameling), aangezien er oneindig veel punten in de ruimte zijn.

Daarnaast zijn de vrijheidsgraden in een Quantumveld geordend in "herhaalde" verzamelingen. De vrijheidsgraden in een elektromagnetisch veld, bijvoorbeeld, kunnen worden gegroepeerd volgens de positie r met exact twee vectoren voor iedere positie r. Merk op dat r een gewoon getal is dat de observabelen "nummert"; het moet niet worden verward met de positieoperator $\displaystyle \mathbf{\hat{r}}$ die men heeft in de gewone Quantummechanica en die zelf een observabele is. (De gewone Quantummechanica wordt hierom soms "nul-dimensionale Quantumveldentheorie" genoemd, aangezien ze slechts een enkele verzameling observabelen bezit.) Het is ook belangrijk op te merken dat er niets bijzonders is aan r, aangezien er meerdere manieren zijn om de vrijheidsgraden te "nummeren".

De volgende paragrafen zullen uiteenzetten hoe deze ideeën kunnen worden gebruikt voor de constructie van een Quantummechanische theorie met de gewenste eigenschappen. We zullen dit aanvangen met de uitleg van de Quantummechanica van een enkel deeltje en de bijbehorende eigenschappen van de mechanica van veel deeltjes. Vervolgens zullen we, met behulp van een "nummering" van de vrijheidsgraden van het veeldeeltjesprobleem, een Quantumveld opbouwen en zijn implicaties bestuderen.

1-14 Quantummechanica van één deeltje en veel deeltjes

In de gewone Quantummechanica is het de tijdsafhankelijke schrödingervergelijking die de beweging van een enkel niet-relativistisch deeltje beschrijft:
waar m de massa van het deeltje is, V de potentiaal die wordt aangelegd en $|\psi\rangle$ de Quantumtoestand (we gebruiken bra-ketnotatie).

We wensen te bekijken hoe dit probleem te veralgemenen voor N deeltjes. Er zijn twee redenen om zulk een veeldeeltjesprobleem te beschouwen. Ten eerste is dit nodig in de vastestoffysica, waar het typische aantal deeltjes van de orde van de constante van Avogadro ($6{,}022\ 141\ 5 \times 1023$) is. Een tweede motivatie komt van de deeltjesfysica en de wens om de effecten van de speciale relativiteit in de theorie te brengen. Indien men de relativistische rustenergie in de bovenstaande vergelijking probeert te brengen, is het resultaat ofwel de klein-gordonvergelijking, ofwel de diracvergelijking. Deze vergelijkingen hebben echter enkele onvolkomenheden. Ze bezitten bijvoorbeeld eigenwaarden die lopen tot aan $-\infty$, zodat er geen eenvoudige definitie schijnt te zijn van een grondtoestand. Het blijkt dat deze inconsistenties voortvloeien uit de verwaarlozing van de mogelijkheid tot de dynamische creatie of vernietiging van deeltjes, wat een cruciaal aspect van de relativiteit is. Einsteins beroemde massa-energierelatie $E = m\ c2$ voorspelt dat voldoend zware deeltjes kunnen vervallen tot lichtere deeltjes, en deeltjes met voldoende energie kunnen samenbundelen tot de vorming van deeltjes met massa. Zo kunnen, bijvoorbeeld, een elektron en een positron annihileren tot fotonen. Een consistente relativistische Quantumtheorie moet dus worden geformuleerd als een veeldeeltjestheorie.

Verder zullen we veronderstellen dat de N deeltjes ononderscheidbaar zijn. Dit impliceert dat de toestand van het gehele systeem ofwel symmetrisch (voor bosonen) ofwel antisymmetrisch (voor fermionen) moet zijn wanneer de coördinaten van twee deeltjes worden verwisseld. Deze veeldeeltjestoestanden zijn tamelijk ingewikkeld om op te schrijven. De algemene Quantumtoestand van een systeem van N bosonen, bijvoorbeeld, gaat als: waar $|\varphi\rangle$ de eendeeltjestoestanden zijn, N_j het aantal deeltjes op toestand j is, en de som wordt genomen over alle mogelijke permutaties p van N elementen. In het algemeen is dit een som van N! (N faculteit) verschillende termen, wat al snel onhandelbaar wordt voor grotere waarden van N. Om dit probleem te vereenvoudigen, veranderen we dit in een Quantumveldentheorie.

1-14a Tweede kwantisatie

In deze paragraaf zullen we een methode voor de opbouw van een Quantumveldentheorie bespreken die tweede kwantisatie wordt genoemd. Dit houdt in dat een manier moet worden gekozen om de Quantumvrijheidsgraden in de ruimte van veeldeeltjestoestanden te indexeren. Het is gebaseerd op het hamiltoniaanse formalisme van de Quantummechanica; er bestaan andere aanpakken, zoals het padintegraalformalisme van Feynman die een lagrangiaanse formulering gebruikt.

1-14b Tweede kwantisatie van bosonen

Voor de eenvoud zullen we beginnen met de behandeling van tweede kwantisatie voor bosonen, die symmetrische Quantumtoestanden vormen. Laat $|\varphi 1\rangle$, $|\varphi 2\rangle$, $|\varphi 3\rangle$ enzovoort onderling orthogonale eendeeltjestoestanden zijn. De driedeeltjestoestand, bijvoorbeeld, met één deeltje in toestand $|\varphi 1\rangle$ en twee in toestand $|\varphi 2\rangle$ wordt dan

De eerste stap in tweede kwantisatie is het uitdrukken van deze Quantumtoestanden in termen van bezettingsgetallen door het opsommen van het aantal deeltjes in elke eendeeltjestoestand $|\varphi 1\rangle$, $|\varphi 2\rangle$ enzovoort. Dit is niet meer dan een nieuwe manier om de toestanden te labelen. De toestand hierboven wordt dan bijvoorbeeld ....

De volgende stap bestaat uit het uitbreiden van de ruimte van N-deeltjestoestanden totdat ze de toestanden voor alle mogelijke waarden van N bevat. Deze uitgebreide ruimte (de fockruimte) is samengesteld uit de toestandsruimte van een systeem zonder deeltjes (de zogenaamde vacuumtoestand), plus de toestandsruimte van een eendeeltjessysteem, plus de toestandsruimte van een tweedeeltjessysteem enzovoort. Het is eenvoudig in te zien dat er een eenduidig verband bestaat tussen de representatie met bezettingsgetallen en de geldige bosontoestanden in de fockruimte.

Op dit punt gekomen is het Quantummechanisch systeem verworden tot een Quantumveld in de betekenis die hiervoor werd beschreven. De elementaire vrijheidsgraden van het veld zijn de bezettingsgetallen en elk bezettingsgetal wordt geïndexeerd door een getal j dat aanduidt op welke eendeeltjestoestand $|\varphi\rangle$ het betrekking heeft.

De eigenschappen van dit Quantumveld kunnen worden onderzocht door het definiëren van creatie- en annihilatieoperatoren. Deze voegen een deeltje toe respectievelijk nemen er een weg. Ze zijn analoog met de "ladderoperatoren" bij de Quantummechanische beschrijving van de harmonische oscillator, waar deze een energieQuantum toevoegen of wegnemen. In onze setting, echter, zijn het deeltjes met een gegeven Quantumtoestand die worden gecreëerd of vernietigd. De bosonische annihilatieoperatoren a_2 en de creatieoperatoren $a_2^\dagger$ bezitten de volgende werking:

Men kan bewijzen dat ze operatoren zijn in de Quantummechanische betekenis, dus lineaire operatoren die inwerken op de fockruimte. Daarbij zijn ze elkaars hermitisch toegevoegde, wat de gebruikte notatie rechtvaardigt. Men kan bewijzen dat ze voldoen aan de volgende commutatierelaties: waar δ de Kroneckerdelta voorstelt. Dit zijn juist de relaties waaraan de ladderoperatoren voor een oneindige verzameling onafhankelijke Quantummechanische harmonische oscillatoren voldoen, een voor elke eendeeltjestoestand. Een boson toevoegen of wegnemen is dus analoog aan het exciteren of de-exciteren van een energieQuantum in een harmonische oscillator.

De hamiltoniaan van het Quantumveld (die, via de schrödingervergelijking, de dynamica bepaalt) kan worden geschreven in termen van creatie- en annihilatieoperatoren. De hamiltoniaan van een veld van vrije (niet-wisselwerkende) bosonen is waar E_k de energie van de k'de eendeeltjes-energie-eigentoestand is.

1-14c Tweede kwantisatie van fermionen

Voor de beschrijving van fermionen blijkt dat een andere definitie van creatie- en annihilatieoperatoren moet worden gebruikt. Volgens het uitsluitingsprincipe van Pauli kunnen er geen twee fermionen dezelfde Quantumtoestand bezetten. Hierom kunnen de bezettingsgetallen N_i enkel de waarden 0 en 1 aannemen. De fermionische annihilatieoperatoren c en creatieoperatoren c† worden gedefinieerd door ....

Men merkt hieruit op dat het tweemaal laten inwerken van een fermionische creatieoperator nul geeft. Het is dus onmogelijk om twee deeltjes in dezelfde eendeeltjestoestand te vinden, conform het uitsluitingsprincipe.

1-14d Veldoperatoren

Er werd al opgemerkt dat er meer dan één manier kan zijn om de vrijheidsgraden in een Quantumveld te "nummeren". De tweede kwantisatie indexeert de velden door hun eendeeltjes-Quantumtoestanden te nummeren.

Het is echter natuurlijker om over een "veld", zoals het elektromagnetische veld, te spreken als een verzameling vrijheidsgraden met de positie als index.

Hiertoe kunnen we veldoperatoren definiëren, die deeltjes creëren of vernietigen op een zeker punt in de ruimte. In de deeltjesfysica blijken deze operatoren handiger om mee te werken. Ze zijn namelijk gemakkelijk bij het formuleren van theorieën die voldoen aan de eisen van de relativiteitstheorie.

Eendeeltjestoestanden worden gewoonlijk geïndexeerd volgens hun impuls. We kunnen veldoperatoren opbouwen door een fouriertransformatie toe te passen op de creatie- en annihilatieoperatoren van deze toestanden. De bosonische veld-annihilatieopeator $\varphi(r)$ is bijvoorbeeld
waar $\delta(x)$ de Diracdeltafunctie voorstelt. Zoals voordien zijn de fermionische relaties dezelfde, maar met anticommutatoren in de plaats van commutatoren.

Het moet worden opgemerkt dat de veldoperatoren níét hetzelfde zijn als de eendeeltjes-golffunctie. De eerste is een operator die inwerkt op de fockruimte, de tweede is een scalair veld. Ze zijn echter nauw verwant en ze worden gewoonlijk met hetzelfde symbool aangeduid. Gaan we bijvoorbeeld uit van een hamiltoniaan in de ruimtelijke voorstelling:
waar i en j lopen over alle deeltjes, dan is de veldentheoretische Hamiltoniaan.....

Dit lijkt veel op de uitdrukking van de verwachtingswaarde van de energie, met φ die de rol van golffunctie speelt. Deze relatie tussen veldoperatoren en golffuncties maakt het gemakkelijk om veldentheorieën op te bouwen met ruimtelijke hamiltonianen als uitgangspunt.

1-15 Implicaties van de Quantumveldentheorie

1-15a Unificatie van velden en deeltjes

De procedure van "tweede kwantisatie" die in de vorige paragraaf werd beschreven, vertrekt van een verzameling eendeeltjestoestanden. Soms is het onmogelijk zulke toestanden te definiëren en moet men onmiddellijk beginnen met de Quantumveldentheorie. Een Quantumtheorie van het elektromagnetische veld, bijvoorbeeld, móét een Quantumveldentheorie zijn, aangezien het (om velerlei redenen) onmogelijk is een golffunctie te definiëren voor een enkel foton. In zulke gevallen kan de Quantumvelden-theorie worden opgebouwd door een studie van de mechanische eigenschap-pen van het klassieke veld en door het gissen van de corresponderende Quantumtheorie. De Quantumveldentheorieën die op deze manier worden verkregen, hebben dezelfde eigenschappen als die verkregen door tweede kwantisatie, zoals goed gedefinieerde creatie- en annihilatieoperatoren die voldoen aan commutatie- of anticommutatierelaties.

Quantumveldentheorie levert dus een verenigd kader voor de beschrijving van "veldachtige" objecten (zoals het elektromagnetische veld, waar foto-nen excitaties van zijn) en "deeltjesachtige" objecten (zoals elektronen, die worden behandeld als de excitaties van een onderliggend elektronveld).

1-16 Fysische betekenis van ononderscheidbaarheid van deeltjes

Essentieel voor de tweede kwantisatie is de aanname dat de deeltjes niet onderscheidbaar zijn. Het is niet mogelijk een Quantumveldentheorie op te bouwen uitgaand van onderscheidbare deeltjes, aangezien hun vrijheids-graden niet te scheiden en te indexeren zijn.

Heel wat natuurkundigen nemen de omgekeerde interpretatie aan: "Quantumveldentheorie verklaart wat identieke deeltjes zijn." In de gewone Quantummechanica is er weinig reden voor het gebruik van symmetrische (bosonische) of antisymmetrische (fermionische) toestanden, en het feit dat dit zo hoort, wordt beschouwd als een empirisch gegeven. Vanuit het standpunt van Quantumveldentheorie zijn deeltjes enkel identiek als ze excitaties zijn van hetzelfde onderliggende Quantumveld. De vraag "Waarom zijn alle elektronen identiek?" vloeit dus voort uit het foutieve beeld van elektronen als fundamentele objecten, terwijl het eigenlijk het elektronveld is dat fundamenteel is.

1-17 Behoud en niet-behoud van deeltjes

Bij de tweede kwantisatie vertrokken we van een hamiltoniaan en een toestandenruimte die een vast aantal deeltjes (N) beschreven, en we eindigden met een Hamiltoniaan en een toestandenruimte voor een willekeurig aantal deeltjes. In heel wat situaties is N uiteraard een belangrijke en welgedefinieerde grootheid, zoals wanneer we een gas van atomen in een vat beschrijven. Vanuit het gezichtspunt van Quantumveldentheorie worden zulke situaties beschreven door Quantumtoestanden die eigentoestanden zijn van de aantallenoperator {\displaystyle {\hat {N}}}{\displaystyle {\hat {N}}}, die het aantal aanwezig deeltjes telt. Zoals met elke Quantummechanische observabele, geeft deze operator een behouden grootheid indien hij commuteert met de hamiltoniaan. In dat geval zit de Quantumtoestand "gevangen" in de deelruimte van de fockruimte met N deeltjes, en de situatie had net zo goed kunnen worden beschreven met gewone N-deeltjes-Quantummechanica.

Men kan bijvoorbeeld zien dat de hamiltoniaan van het vrije boson die hierboven wordt beschreven, deeltjesaantal behoudt. Wanneer de hamiltoniaan op een toestand inwerkt, zal elk deeltje dat wordt vernietigd door een annihilatieoperator ak onmiddellijk worden teruggeplaatst door de creatieoperator ak†.

Aan de andere kant is het mogelijk, en zelfs gangbaar, om Quantumtoestanden tegen te komen die géén eigentoestanden zijn van ..., die dus geen welgedefinieerd deeltjesaantal hebben. Zulke toestanden zijn moeilijk of zelfs onhandelbaar met gewone Quantummechanica, maar in Quantumveldentheorie kunnen ze eenvoudig worden beschreven als superposities van toestanden met verschillende N. Hebben we, bijvoorbeeld, een bosonisch veld waarvan de deeltjes kunnen worden gecreëerd of vernietigd door interactie met een fermionisch veld. De hamiltoniaan van het gecombineerde systeem zou worden gegeven door de hamiltoniaan van het vrije boson- en het vrije fermionveld plus een "potentiële energie"-term zoals

waar $a_k^\dagger$ en a_k de bosonische creatie- en annihilatieoperatoren, $c_k^\dagger$ en c_k de fermionische creatie- en annihilatieoperatoren en V_q een parameter voor de beschrijving van de sterkte van de interactie zijn. Deze "interactieterm" beschrijft processen waarin een fermion in toestand k een boson absorbeert of uitzendt, waarbij het fermion overgaat naar een toestand $k + q$. (In feite wordt dit type hamiltoniaan gebruikt bij de beschrijving van de interactie tussen geleidingselektronen en fononen in metalen. De interactie tussen elektronen en fotonen wordt op gelijkaardige wijze beschreven, maar is een ietwat ingewikkelder door de rol van spin.) Er kan nog worden opgemerkt dat het mogelijk is te starten in een toestand met een vast aantal bosonen en op een later tijdstip typisch te eindigen in een superpositie van toestanden met verschillende aantallen bosonen. Het aantal fermionen is, in dit geval, echter behouden.

In vastestoffysica zijn toestanden met ongedefinieerd aantal deeltjes bijzonder belangrijk voor de beschrijving van verschillende soorten superfluïditeit. Veel van de belangrijkste eigenschappen van superfluïde vloeistoffen zijn te wijten aan het feit dat hun Quantumtoestand een superpositie is van toestanden met verschillende deeltjesaantallen.

1-18 Axiomatische aanpakken

De voorgaande beschrijving van Quantumveldentheorie volgt de geest volgens welke de meeste natuurkundigen het onderwerp benaderen. Dit is echter niet wiskundig rigoureus. De laatste decennia zijn verschillende pogingen gedaan om Quantumveldentheorie op een degelijke wiskundige basis te plaatsen door er een set axioma's voor te formuleren. Deze pogingen kunnen worden gebundeld in twee klassen.

De eerste klasse axioma's, voor het eerst voorgesteld in de jaren 1950, omvat de Wightman-, Osterwalder-Schrader- en Haag-Kastler-systemen. Zij trachtten de fysische notie van een "operatorwaardig veld" te formaliseren in de context van de functionaalanalyse en ze bereikten een zeker succes. Het was mogelijk te bewijzen dat elke Quantumveldentheorie die voldoet aan deze axioma's eveneens voldoet aan enkele algemene theorema's, zoals het spin-statistiektheorema en CPT-symmetrie. Het bleek spijtig genoeg echter ongelooflijk moeilijk om te bewijzen dat enkele realistische Quantumveldentheorieën, zoals het standaardmodel, aan deze axioma's voldoen. De meeste theorieën die konden worden behandeld met deze analytische axioma's, waren fysisch triviaal; ze waren beperkt tot lage dimensies en ze toonden geen interessante dynamica. De constructie van theorieën die aan een van de sets axioma's voldoen, behoort tot de zogenaamde constructieve Quantumveldentheorie. Belangrijk werd in dat gebied werd in de jaren 1970 verricht door Segal, Glimm, Jaffe en anderen.

In de jaren 1980 werd een nieuwe verzameling axioma's voorgesteld, nu gebaseerd op meetkundige ideeën. Dit onderzoek, dat zijn aandacht beperkt tot een bijzondere klasse van Quantumveldentheorie genaamd topologische Quantumveldentheorieën, is opgebouwd door Atiyah en Segal en uitgebreid door Witten, Borcherds, en Kontsevitsj. De meeste fysisch relevante Quantumveldentheorieën, zoals het standaardmodel, zijn echter geen topologische Quantumveldentheorieën; de Quantumveldentheorie van het fractionele Quantum-Hall-effect is een belangrijke uitzondering.

De impact van axiomatische topologische Quantumveldentheorie was het grootst in de wiskunde, met belangrijke toepassingen in representatietheorie, algebraïsche topologie en differentiaalmeetkunde.

Het vinden van de juiste axioma's voor Quantumveldentheorie is nog steeds een open en moeilijk wiskundig probleem. Een van de Millenniumprijsproblemen — het bewijs van het bestaan van een mass-gap in Yang-Mills-ijktheorie — houdt hiermee verband.

1-19 Fenomenen gelinkt met Quantumveldentheorie

In het voorgaande hebben we de algemene kenmerken van Quantumveldentheorieën beschreven. Sommige van de theorieën die worden bestudeerd in de verschillende takken van de theoretische natuurkunde, bezitten nog specifieke bijzonderheden, zoals renormaliseerbaarheid, ijksymmetrie en supersymmetrie. Deze worden beschreven in de volgende paragrafen.

1-20 Renormalisatie

Al vroeg in de geschiedenis van de Quantumveldentheorie werd vastgesteld dat veel schijnbaar onschuldige berekeningen, zoals de perturbatieve verschuiving van de energie van een elektron in de aanwezigheid van een elektromagnetisch veld, oneindige resultaten geven. Veel van deze problemen stonden in verband met zwakke punten van de klassieke elektrodynamica die al waren gevonden (maar niet opgelost) in de 19e eeuw. Ze vloeien voort uit het feit dat veel zogenaamde "intrinsieke" eigenschappen van een elektron nauw verbonden zijn met het elektromagnetische veld waarmee het wisselwerkt. Om dit te illustreren, is het nodig zich te herinneren dat een interactie-hamiltoniaan, zoals die die de interactie beschrijft tussen een elektron en het elektromagnetische veld, geen behoud van het aantal deeltjes hoeft te impliceren. Indien we dus starten met een enkel elektron en geen fotonen, zal de Quantumtoestand snel evolueren tot een superpositie van toestanden die een of meer fotonen kunnen bevatten. Hierom is de energie van een "enkel" elektron — zijn zelfenergie — niet gewoon de "naakte" waarde, maar ook de som van de energie die in de 'wolk' van fotonen zit die het elektron vergezelt. Wanneer deze energie wordt berekend, vindt men dat de bijdrage van fotonen met willekeurig hoge energieën (of, equivalent, willekeurig korte golflengten) leidt tot een oneindige waarde.

De oplossing van dit probleem, eerst gegeven door Schwinger, wordt renormalisatie genoemd. De idee is om een "cutoff" (afkapwaarde) op te leggen voor de fotonische bijdrage, bijvoorbeeld door te stellen dat fotonen geen energie kunnen hebben boven een extreem hoge waarde. Elke grootheid die we wensen te berekenen, zoals de rustenergie, is nu eindig maar afhankelijk van de cutoff. We herschrijven de resultaten dan in termen van fysisch waarneembare grootheden, zoals de waargenomen elektronmassa, in de plaats van niet-waarneembare grootheden, zoals de cutoff-energie en de "naakte" elektronmassa. Het uiteindelijke resultaat is onafhankelijk van de details van de cutoff-procedure, inclusief de waarde van de cutoff-energie, op voorwaarde dat de relevante processen gebeuren bij energieën voldoende onder de cutoff.

De renormalisatieprocedure werkt enkel voor een zekere klasse van Quantumveldentheorieën. Deze worden renormaliseerbare Quantum-veldentheorieën genoemd. Het standaardmodel van de deeltjesfysica is renormaliseerbaar, zoals zijn deeltheorieën (Quantumelektrodynamica/ elektrozwakke theorie en Quantumchromodynamica). Volgens de theorie van de renormalisatiegroep is elke renormaliseerbare theorie een unieke limiet voor lage energie (een zogenaamde "effectieve" veldentheorie) voor een breed gamma aan hoge-energie-theorieën. Renormaliseerbare theorieën zijn daarom onafhankelijk van de exacte aard van de onderliggende hoog-energetische fenomenen.

1-21 IJkvrijheid

Alle fundamentele natuurkrachten worden beschreven door ijktheorieën. Een ijktheorie is een theorie die een symmetrie toelaat met een lokale parameter. In elke Quantumtheorie is bijvoorbeeld de fase van de golffunctie willekeurig en beschrijft deze dus niets fysisch. De theorie is dus invariant onder een globale verandering van fasen, onder het toevoegen van een constante aan alle fases van alle golffuncties. In Quantumelektrodynamica is de theorie ook invariant onder lokale veranderingen in fase. Men kan dus de fasen van alle golffuncties veranderen en deze verandering kan op elk punt van de ruimte anders zijn. Dit is een lokale symmetrie. Om een goedgedefinieerde afleidingsoperator te kunnen hebben, moet echter een nieuw veld worden ingevoerd, het ijkveld, die eveneens transformeert onder de lokale verandering van fase, opdat de totale verandering de afleiding niet zou beïnvloeden. In Quantumelektrodynamica is dit ijkveld het elektromagnetische veld. De lokale verandering van variabelen heet een ijktransformatie. De ijkgroep is de groep waartoe de symmetrieoperaties behoren.

In de Quantumveldentheorie stellen de excitaties van het veld deeltjes voor. De deeltjes geassocieerd met de excitatie van een ijkveld heten ijkbosonen. Dit zijn in het geval van Quantumelektrodynamica de fotonen.

De vrijheidsgraden van een Quantumveldentheorie zijn lokale fluctuaties van het veld. Het bestaan van een ijksymmetrie reduceert het aantal vrijheidsgraden doordat sommige fluctuaties kunnen worden getransformeerd tot nul door een ijktransformatie. Zij zijn dus gelijkwaardig met de afwezigheid van fluctuaties. Deze tot nul herleidbare fluctuaties worden doorgaans onfysische vrijheidsgraden of artefacten van de ijk genoemd. Gewoonlijk hebben sommigen onder hen een negatieve norm, zodat ze ongeschikt zijn voor een consistente theorie. Hierom zal de gekwantiseerde versie van een klassieke veldentheorie met ijksymmetrie deze symmetrie eveneens bezitten. Een ijksymmetrie moet met andere woorden consistent zijn. In de Quantumelektrodynamica bijvoorbeeld, zou een ijkanomalie het opduiken van zowel een polarisatie in de tijd, als in een longitudinale polarisatie hebben geëist. Deze eerste heeft een negatieve norm, zodat de theorie inconsistent wordt. Een andere mogelijkheid is dat deze fotonen alleen in intermediaire processen zouden opduiken en niet in de uiteindelijk reactieproducten, maar dit zou de theorie niet-unitair en ook weer inconsistent hebben gemaakt.

In het algemeen kunnen de ijktransformaties van een theorie bestaan uit verschillende transformaties, die niet noodzakelijk hoeven te commuteren. Deze transformaties worden dan samen beschreven met een wiskundig object genaamd een ijkgroep. Infinitesimale ijktransformaties zijn de generatoren van de ijkgroep. Het aantal ijkbosonen is hierom de dimensie van de groep, het aantal generatoren die samen een basis vormen.

Alle fundamentele natuurkrachten worden beschreven door ijktheorieën. Deze zijn:
Quantumelektrodynamica, waarvan de ijktransformaties lokale veranderingen van fase zijn, zodat de ijkgroep $U(1)$ is. Het ijkboson is het foton.
Quantumchromodynamica, waarvan de ijkgroep $SU(3)$ is. De ijkbosonen zijn de acht gluonen.
De elektrozwakke wisselwerking, waarvan de ijkgroep $U(1) \times SU(2)$ is.
De zwaartekracht, waarvan de klassieke theorie, de algemene relativiteitstheorie, een equivalentieprincie toelaat dat de vorm van een ijksymmetrie heeft.

1-22 Supersymmetrie

Supersymmetrie onderstelt dat elk fundamenteel fermion een 'superpartner' heeft die een boson is en omgekeerd. Dit is geïntroduceerd om het zogenaamde hiërarchieprobleem op te lossen: waarom deeltjes die niet worden beschermd door de een of andere symmetrie (zoals het higgsboson) geen stralingscorrecties krijgen zodat hun massa's naar de grote schalen (GUT, Planck…) worden gedreven. Het werd al vlug ontdekt dat supersymmetrie andere interessante eigenschappen heeft: haar ijkversie is een uitbreiding van de algemene relativiteit (superzwaartekracht) en ze is een basisingrediënt voor de consistentie van snaartheorie.

De manier waarop supersymmetrie de hiërarchieën beschermt is: aangezien er voor elk deeltje een superpartner bestaat met dezelfde massa, valt elke lus in een stralingscorrectie weg tegen de lus met de corresponderende superpartner, zodat de theorie UV-eindig wordt.

Aangezien er nog geen superpartners zijn waargenomen, moet supersymmetrie (indien het bestaat) worden gebroken (door een zogenaamde zachte term, die supersymmetrie breekt zonder haar goede kanten kapot te maken). Het meest eenvoudige model van zulk een breking vereist dat de energieën van de superpartners niet te hoog zijn. In dat geval verwacht men supersymmetrie te kunnen observeren bij experimenten met de LHC.

1-23 Energie

In de fysica is energie de kwantitatieve eigenschap die moet worden overgedragen aan een object om werkzaamheden aan het object uit te voeren of om het te verwarmen. Energie is een geconserveerde hoeveelheid; de wet van behoud van energie stelt dat energie in vorm kan worden omgezet, maar niet gecreëerd of vernietigd. De SI-eenheid van energie is het joule, dat is de energie die aan een voorwerp wordt overgedragen door het te verplaatsen over een afstand van 1 meter tegen een kracht van 1 newton.

Veel voorkomende vormen van energie zijn de kinetische energie van een bewegend voorwerp, de potentiële energie opgeslagen door de positie van een voorwerp in een krachtveld (gravitationeel, elektrisch of magnetisch), de elastische energie opgeslagen door het uitrekken van vaste voorwerpen, de chemische energie die vrijkomt bij het verbranden van een brandstof, de stralingsenergie die door het licht wordt gedragen, en de thermische energie als gevolg van de temperatuur van een voorwerp.

Massa en energie zijn nauw verwant aan elkaar. Door massa-energie-equivalentie zal elk voorwerp dat massa heeft wanneer het stilstaat (de zogenaamde rustmassa) ook een equivalente hoeveelheid energie heeft waarvan de vorm rust-energie wordt genoemd, en elke extra energie (in welke vorm dan ook) die door het voorwerp boven die rust-energie wordt verkregen, de totale massa van het voorwerp verhogen, net zoals het zijn totale energie verhoogt. Bijvoorbeeld, na het verwarmen van een voorwerp kan de toename van de energie gemeten worden als een kleine toename van de massa, met een voldoende gevoelige schaal.

Levende organismen hebben energie nodig om in leven te blijven, zoals de energie die mensen uit voedsel halen. De menselijke beschaving heeft energie nodig om te kunnen functioneren, die zij haalt uit energiebronnen zoals fossiele brandstoffen, kernbrandstof of hernieuwbare energie. De processen van het klimaat en het ecosysteem van de aarde worden aangedreven door de stralingsenergie die de aarde ontvangt van de zon en de geothermische energie in de aarde.

1-23a Vormen

Bij een typische blikseminslag wordt 500 megajoule potentiële elektrische energie omgezet in dezelfde hoeveelheid energie in andere vormen, voornamelijk lichtenergie, geluidsenergie en thermische energie.

Thermische energie is energie van microscopische bestanddelen van materie, die zowel kinetische als potentiële energie kan omvatten.
De totale energie van een systeem kan op verschillende manieren worden onderverdeeld en geclassificeerd in potentiële energie, kinetische energie of combinaties van beide. Kinetische energie wordt bepaald door de bewe-

ging van een object - of de samengestelde beweging van de componenten van een object - en potentiële energie weerspiegelt het potentieel van een object om beweging te hebben, en is over het algemeen een functie van de positie van een object in een veld of kan worden opgeslagen in het veld zelf.

Hoewel deze twee categorieën voldoende zijn om alle vormen van energie te beschrijven, is het vaak handig om te verwijzen naar bepaalde combinaties van potentiële en kinetische energie als zijn eigen vorm. Bijvoorbeeld, macroscopische mechanische energie is de som van translatie- en rotatie kinetische en potentiële energie in een systeem verwaarloost de kinetische energie als gevolg van de temperatuur, en kernenergie die gebruik maakt van het potentieel van de kernkracht en de zwakke kracht), onder andere.

Sommige vormen van energie (die een object of systeem kan hebben als een meetbare eigenschap)
Soort energie Beschrijving
Mechanisch de som van macroscopische translatie- en rotatiekinetische en potentiële energieën.
Potentiële elektrische energie door of opgeslagen in elektrische velden
Magnetische potentiële energie als gevolg van of opgeslagen in magnetische velden
Potentiële zwaartekracht-energie door of opgeslagen in zwaartekracht-velden.
Chemische potentiële energie door chemische bindingen
Ionisatiepotentiële energie die een elektron aan zijn atoom of molecuul bindt.
Potentiële kernenergie die nucleonen bindt om de atoomkern (en kernreacties) te vormen.
Chromodynamische potentiële energie die quarks bindt aan de vorm van hadrons
Elastische potentiële energie als gevolg van de vervorming van een materiaal (of de verpakking) dat een herstellende kracht vertoont.

Mechanische kinetische en potentiële energie in een elastisch materiaal door een voortplanting van de deformatiegolf.

Kinetische en potentiële energie in een vloeistof als gevolg van een geluidsgolf (een bepaalde vorm van mechanische golf).

Potentiële stralingsenergie die is opgeslagen in het veld van de door elektromagnetische straling, met inbegrip van licht, voortgebrachte energie.

Rustpotentiële energie door de rustmassa van een object.

Thermische kinetische energie van de microscopische beweging van deeltjes, een vorm van ongeordend equivalent van mechanische energie.

1-23b Geschiedenis

Hoofdartikelen: Geschiedenis van energie en tijdlijn van thermodynamica, statistische mechanica en willekeurige processen.

Thomas Young, de eerste persoon die de term "energie" in de moderne zin van het woord gebruikt.

Het woord energie is afgeleid van het oude Griekse: ἐνέργεια, geromaniseerd: energie, verlicht, activiteit, werking', die mogelijk voor het eerst voorkomt in het werk van Aristoteles in de 4e eeuw voor Christus. In tegenstelling tot de moderne definitie was energie een kwalitatief filosofisch concept, breed genoeg om ideeën als geluk en plezier te omvatten.

Aan het einde van de 17de eeuw stelde Gottfried Leibniz het idee van het Latijnse woord voor: vis viva, of levende kracht, dat gedefinieerd wordt als het product van de massa van een object en zijn snelheid in het kwadraat; hij geloofde dat het totale vis viva behouden was gebleven. Om de vertraging door wrijving te verklaren, theoretiseerde Leibniz dat de thermische energie bestond uit de willekeurige beweging van de samenstellende delen van de materie, hoewel het meer dan een eeuw zou duren voordat dit algemeen aanvaard werd. Het moderne analoog van deze eigenschap, kinetische energie, verschilt slechts met een factor twee van vis viva.

In 1807 was Thomas Young mogelijk de eerste die de term "energie" gebruikte in plaats van vis viva, in zijn moderne betekenis. Gustave-Gaspard Coriolis beschreef "kinetische energie" in 1829 in zijn moderne betekenis, en in 1853 bedacht William Rankine de term "potentiële energie". De wet van behoud van energie werd ook voor het eerst gesteld in het begin van de 19e eeuw, en is van toepassing op elk geïsoleerd systeem. Er werd enkele jarenlang betoogd of warmte een fysieke substantie was, die de calorische waarde werd genoemd, of slechts een fysieke hoeveelheid, zoals momentum. In 1845 ontdekte James Prescott Joule het verband tussen mechanisch werk en de productie van warmte.

Deze ontwikkelingen leidden tot de theorie van energiebesparing, grotendeels geformaliseerd door William Thomson (Lord Kelvin) als het gebied van de thermodynamica. Thermodynamica hielp de snelle ontwikkeling van verklaringen van chemische processen door Rudolf Clausius, Josiah Willard Gibbs en Walther Nernst. Het leidde ook tot een wiskundige formulering van het concept van entropie door Clausius en tot de invoering van wetten van stralingsenergie door Jožef Stefan. Volgens de stelling van Noether is het behoud van energie een gevolg van het feit dat de wetten van de natuurkunde in de loop der tijd niet veranderen. Zo hebben theoretici sinds 1918 begrepen dat de wet van behoud van energie het directe wiskundige gevolg is van de translationele symmetrie van de met energie geconjugeerde hoeveelheid, namelijk de tijd.

1-23c Eenheden van maatregel

Joule's apparaat voor het meten van het mechanische equivalent van warmte. Een aflopend gewicht dat aan een koordje is bevestigd, zorgt ervoor dat een peddel ondergedompeld in water roteert.
Hoofdartikel: Eenheden van energie
In 1843 ontdekte Joule zelfstandig het mechanische equivalent in een reeks experimenten. De bekendste onder hen gebruikte het "Joule-apparaat": een aflopend gewicht, bevestigd aan een touw, veroorzaakte de rotatie van een

peddel ondergedompeld in water, praktisch geïsoleerd van de warmteover-
dracht. Het toonde aan dat de potentiële gravitatie-energie die verloren ging
door het gewicht bij het afdalen gelijk was aan de interne energie die het
water door de wrijving met de peddel verwierf.

In het International System of Units (SI) is de eenheid van energie de
eenheid van energie de joule, genoemd naar James Prescott Joule. Het is
een afgeleide eenheid. Het is gelijk aan de energie die wordt besteed (of
gewerkt) aan het uitoefenen van een kracht van één newton over een afstand
van een meter. Energie wordt echter ook uitgedrukt in veel andere eenheden
die geen deel uitmaken van de SI, zoals ergs, calorieën, Britse thermische
eenheden, kilowattuur en kilocalorieën, die een omrekeningsfactor vereisen
wanneer ze in SI-eenheden worden uitgedrukt.

De SI-eenheid van energiesnelheid (energie per tijdseenheid) is de Watt,
die een joule per seconde is. Eén joule is dus één watt-seconde en 3600
joule is gelijk aan één watt-uur. De CGS energie-eenheid is de erg en de
keizerlijke en Amerikaanse gebruikelijke eenheid is het voetstuk. Andere
energie-eenheden zoals de elektronvolt, calorieën voor voedsel of thermodynamische kcal (gebaseerd op de temperatuurverandering van water in
een verwarmingsproces) en BTU worden gebruikt in specifieke gebieden
van de wetenschap en handel.

1-23d Wetenschappelijk gebruik

1-23da Klassieke mechanica

In de klassieke mechanica is energie een conceptueel en mathematisch
nuttige eigenschap, omdat het een behouden hoeveelheid is. Verschillende
formuleringen van mechanica zijn ontwikkeld met energie als kernconcept.

Werk, een functie van energie, is de afstand tussen de kracht en de tijd.
Dit zegt dat het werk gelijk is aan de lijnintegraal van de kracht F langs een

pad C; voor details zie het mechanische werkartikel. Werk en dus energie is kaderafhankelijk. Denk bijvoorbeeld aan een bal die geraakt wordt door een vleermuis. In het massamiddenkader werkt de vleermuis niet op de bal. Maar in het referentiekader van de persoon die met de knuppel zwaait, wordt veel werk aan de bal gedaan.

De totale energie van een systeem wordt ook wel de Hamiltonian genoemd, naar William Rowan Hamilton. De klassieke bewegingsvergelijkingen kunnen worden geschreven in termen van het Hamiltoniaans, zelfs voor zeer complexe of abstracte systemen. Deze klassieke vergelijkingen hebben opmerkelijk directe analogen in de niet-relativistische Quantummechanica.

Een ander energie-gerelateerd concept wordt de Lagrangiaanse genoemd, naar Joseph-Louis Lagrange. Dit formalisme is even fundamenteel als het Hamiltoniaans, en beide kunnen gebruikt worden om de bewegingsvergelij-kingen af te leiden of daaruit afgeleid te worden. Het werd uitgevonden in de context van de klassieke mechanica, maar is over het algemeen nuttig in de moderne fysica. De Lagrangiaanse wordt gedefinieerd als de kinetische energie minus de potentiële energie. Gewoonlijk is het Lagrangeformalisme wiskundig handiger dan het Hamiltonien voor niet-conservatieve systemen (zoals systemen met wrijving).

De stelling van Noether (1918) stelt dat elke differentieerbare symmetrie van de werking van een fysisch systeem een overeenkomstige behoudswet heeft. Noethers stelling is een fundamenteel instrument geworden van de moderne theoretische natuurkunde en de variatierekening. Een veralge-mening van de rudimentaire formuleringen over bewegingsconstanten in de Lagrangiaanse en Hamiltoniaanse mechanica (respectievelijk 1788 en 1833), is niet van toepassing op systemen die niet gemodelleerd kun-nen worden met een Lagrangische; zo hoeven bijvoorbeeld dissipatieve systemen met continue symmetrieën geen overeenkomstige behoudswet te hebben.

1-23db Chemie

In de context van de chemie is energie een eigenschap van een stof als gevolg van zijn atomaire, moleculaire of aggregaatstructuur. Aangezien een chemische transformatie gepaard gaat met een verandering in een of meer van dit soort structuren, gaat deze altijd gepaard met een toename of afname van de energie van de betrokken stoffen. Een deel van de energie wordt overgedragen tussen de omgeving en de reactanten van de reactie in de vorm van warmte of licht; de producten van een reactie kunnen dus meer of minder energie hebben dan de reactanten. Een reactie zou exergonisch zijn als de eindtoestand op de energieschaal lager is dan de begintoestand; bij endergonische reacties is de situatie omgekeerd. Chemische reacties zijn altijd niet mogelijk, tenzij de reactanten een energiebarrière overwinnen die bekend staat als de activeringsenergie. De snelheid van een chemische reactie (bij een bepaalde temperatuur T) is gerelateerd aan de activeringsenergie E, door de bevolkingsfactor e-E/kT van Boltzmann - dat is de waarschijnlijkheid dat een molecuul bij de gegeven temperatuur T meer dan of gelijk is aan E. Deze exponentiële afhankelijkheid van de reactietijd van een reactiesnelheid op de temperatuur T. Deze vergelijking van Arrhenius wordt de Arrhenius-vergelijking genoemd en de activeringsenergie die voor een chemische reactie nodig is, kan de vorm aannemen van thermische energie.

1-23dc Biologie

Basisoverzicht van energie en menselijk leven.

In de biologie is energie een kenmerk van alle biologische systemen, van de biosfeer tot het kleinste levende organisme. Binnen een organisme is het verantwoordelijk voor de groei en ontwikkeling van een biologische cel of organel van een biologisch organisme. Er wordt dus vaak gezegd dat energie door cellen wordt opgeslagen in de structuren van moleculen van stoffen zoals koolhydraten (inclusief suikers), lipiden en eiwitten, die energie vrijgeven wanneer ze met zuurstof in de ademhaling reageren. In menselijke termen geeft het menselijke equivalent (H-e) (Menselijke energieconversie) voor een bepaalde hoeveelheid energie een indicatie van de relatieve hoeveelheid energie die nodig is voor de menselijke stofwisseling, uitgaande van een gemiddelde menselijke energie-uitgave van 12.500 kJ per dag en een basale stofwisselingssnelheid van 80 Watt. Als ons lichaam bijvoorbeeld (gemiddeld) een vermogen van 80 watt heeft, dan heeft een gloeilamp met een vermogen van 100 watt een vermogen van 1,25 menselijke equivalenten (100 ÷ 80), d.w.z. 1,25 H-e. Voor een moeilijke taak van slechts enkele seconden kan een persoon duizenden Watt, vele malen meer dan de 746 Watt in een officiële pk, uitsteken. Voor taken die een paar minuten duren, kan een fitte mens misschien 1.000 watt genereren. Voor een activiteit die een uur moet worden volgehouden, daalt de output tot ongeveer 300 watt; voor een activiteit die de hele dag wordt volgehouden, is 150 watt ongeveer het maximum. Het menselijke equivalent draagt bij tot het begrip van de energiestromen in fysische en biologische systemen door het uitdrukken van energie-eenheden in menselijke termen: het geeft een "gevoel" voor het gebruik van een bepaalde hoeveelheid energie.

De stralingsenergie van het zonlicht wordt ook door planten opgevangen als chemische potentiële energie in de fotosynthese, wanneer kooldioxide en water (twee energiezuinige verbindingen) worden omgezet in de energiezuinige verbindingen koolhydraten, vetten en eiwitten. Planten geven ook zuurstof vrij tijdens de fotosynthese, die door levende organismen wordt gebruikt als een elektronenacceptor, om de energie van koolhydraten, lipiden en eiwitten vrij te maken. Vrijkomen van de energie opgeslagen tijdens de fotosynthese als warmte of licht kan plotseling worden geactiveerd door een vonk, in een bosbrand, of het kan langzamer beschikbaar worden gesteld voor dierlijke of menselijke stofwisseling, wanneer deze moleculen worden ingenomen, en katabolisme wordt veroorzaakt door enzymactie.

Elk levend organisme is afhankelijk van een externe energiebron - stralingsenergie van de zon in het geval van groene planten, chemische energie in een of andere vorm in het geval van dieren - om te kunnen groeien en zich voortplanten. De dagelijkse 1500-2000 calorieën (6-8 MJ) die voor een volwassene worden aanbevolen, worden genomen als een combinatie van zuurstof en voedselmoleculen, de laatste voornamelijk koolhydraten en vetten, waarvan glucose ($C6H12O6$) en stearine ($C57H11O6$) geschikte voorbeelden zijn. De voedselmoleculen worden geoxideerd tot kooldioxide en water in de mitochondriën en een deel van de energie wordt gebruikt om ADP om te zetten in ATP.

De rest van de chemische energie in O2 en de rest van de chemische energie in O2 en de koolhydraten of vetten wordt omgezet in warmte: de ATP wordt gebruikt als een soort "energievaluta", en een deel van de chemische energie die het bevat wordt gebruikt voor een ander metabolisme wanneer ATP reageert met OH-groepen en uiteindelijk splitst in ADP en fosfaat (in elk stadium van een metabolische weg wordt een deel van de chemische energie omgezet in warmte). Slechts een klein deel van de oorspronkelijke chemische energie wordt gebruikt voor het werk:

winst in kinetische energie van een sprinter tijdens een 100 m race: 4 kJ toename van de potentiële gravitatie-energie met een gewicht van 150 kg dat 2 meter wordt opgetild: 3 kJ.

Dagelijkse voedselinname van een normale volwassene: 6-8 MJ

Het lijkt erop dat levende organismen opmerkelijk inefficiënt (in fysieke zin) zijn in hun gebruik van de energie die ze ontvangen (chemische of stralingsenergie), en het is waar dat de meeste echte machines een hogere efficiëntie hebben. In groeiende organismen dient de energie die wordt omgezet in warmte een vitaal doel, omdat het mogelijk maakt dat het organismeweefsel in hoge mate geordend is ten opzichte van de moleculen waaruit het is opgebouwd. De tweede wet van de thermodynamica stelt dat energie (en materie) de neiging heeft zich gelijkmatiger over het universum te verspreiden: om energie (of materie) op één specifieke plaats te concentreren, is het noodzakelijk om een grotere hoeveelheid energie (als warmte) over de rest van het universum ("de omgeving") te verspreiden. Eenvoudiger organismen kunnen een hogere energie-efficiëntie bereiken dan complexere organismen, maar de complexe organismen kunnen ecologische niches bezetten die niet beschikbaar zijn voor hun eenvoudigere broeders. De omzetting van een deel van de chemische energie in warmte bij elke stap van een metabolische weg is de fysieke reden voor de piramide van biomassa die in de ecologie wordt waargenomen: om slechts de eerste stap in de voedselketen te zetten, van de geschatte 124,7 Pg/a aan koolstof die door fotosynthese wordt gefixeerd, wordt 64,3 Pg/a (52%) gebruikt voor het metabolisme van groene planten, d.w.z. omgevormd tot koolstofdioxide en warmte.

1-23dd Aardwetenschappen

In de geologie zijn continentale drift, bergketens, vulkanen en aardbevingen fenomenen die verklaard kunnen worden in termen van energietransformaties in het binnenste van de aarde, terwijl meteorologische fenomenen zoals wind, regen, hagel, sneeuw, bliksem, tornado's en orkanen allemaal het gevolg zijn van energietransformaties veroorzaakt door zonne-energie op de atmosfeer van de planeet Aarde.

Zonlicht kan worden opgeslagen als gravitatiepotentiële energie nadat het de aarde heeft geraakt, omdat (bijvoorbeeld) water uit de oceanen verdampt en op bergen wordt afgezet (waar het, nadat het bij een hydro-elektrische stuwdam is vrijgekomen, kan worden gebruikt om turbines of generatoren aan te drijven om elektriciteit te produceren). Zonlicht drijft ook veel weersverschijnselen aan, behalve die welke door vulkanische gebeurtenissen worden gegenereerd. Een voorbeeld van een weersgebeurtenis op zonne-energie is een orkaan, die optreedt wanneer grote onstabiele, maandenlang verwarmde, onstabiele gebieden van de warme oceaan een deel van hun thermische energie plotseling opgeven om enkele dagen van hevige vliegbewegingen aan te drijven.

In een langzamer proces geeft radioactief verval van atomen in de kern van de aarde warmte vrij. Deze thermische energie drijft de tektoniek van de platen aan en kan via orogenese bergen optillen. Dit langzaam optillen is een soort gravitatiepotentiaal voor de energieopslag van de thermische energie, die later kan worden vrijgegeven aan actieve kinetische energie in aardverschuivingen, na een triggering event. Aardbevingen geven ook opgeslagen elastische potentiële energie vrij in rotsen, een opslag die uiteindelijk is geproduceerd uit dezelfde radioactieve warmtebronnen. Volgens de huidige inzichten geven bekende gebeurtenissen zoals aardverschuivingen en aardbevingen dus energie vrij die als potentiële energie is opgeslagen in het zwaartekrachtsveld van de aarde of als elastische spanning (mechanische potentiële energie) in rotsen. Voorafgaand aan dit, zij vertegenwoordigen het vrijkomen van energie die is opgeslagen in zware atomen sinds de ineenstorting van lang vernielde supernova-sterren deze atomen hebben gecreëerd.

1-23de Kosmologie

In de kosmologie en astronomie zijn de fenomenen van sterren, nova, supernova, quasars en gammastralen de energietransformaties van materie met de hoogste output van het heelal. Alle sterverschijnselen (inclusief zonneactiviteit) worden aangedreven door verschillende soorten energietransformaties. Energie in dergelijke transformaties is ofwel van de ineenstorting van materie (meestal moleculair waterstof) door de zwaartekracht in verschillende klassen van astronomische objecten (sterren, zwarte gaten, enz.), ofwel van kernfusie (van lichtere elementen, voornamelijk waterstof). De kernfusie van waterstof in de zon maakt ook een andere opslag van potentiële energie vrij die is ontstaan ten tijde van de oerknal. In die tijd breidde de ruimte zich volgens de theorie uit en koelde het heelal te snel af om waterstof volledig te laten samensmelten tot zwaardere elementen. Dit betekende dat waterstof een opslagplaats is van potentiële energie die door fusie kan vrijkomen. Zo'n fusieproces wordt op gang gebracht door warmte en druk die ontstaat door de ineenstorting van waterstofwolken door de zwaartekracht bij de productie van sterren, en een deel van de fusie-energie wordt dan omgezet in zonlicht.

1-23df Quantummechanica

In de Quantummechanica wordt energie gedefinieerd in termen van de energieoperator als een tijdsderivaat van de golffunctie. De Schrödinger-vergelijking vergelijkt de energieoperator met de volledige energie van een deeltje of een systeem. De resultaten kunnen worden beschouwd als een definitie van energiemeting in de Quantummechanica. De Schrödinger-vergelijking beschrijft de ruimte- en tijdsafhankelijkheid van een langzaam veranderende (niet-lativistische) golffunctie van Quantumsystemen. De oplossing van deze vergelijking voor een gebonden systeem is discreet (een set van toegestane toestanden, elk gekenmerkt door een energieniveau) wat resulteert in het concept van de quanta. In de oplossing van de Schrödinger-vergelijking voor elke oscillator (vibrator) en voor elektromagnetische golven in een vacuüm, zijn de resulterende energietoestanden gerelateerd aan de frequentie door Planck's relatie: (is Planck's constante en de frequentie). In het geval van een elektromagnetische golf worden deze energietoestanden quanta van licht of fotonen genoemd.

1-23dg Relativiteit

Bij het berekenen van kinetische energie (het versnellen van een massief lichaam van nul naar een eindige snelheid) heeft Einstein - met behulp van Lorentz-transformaties in plaats van Newtoniaanse mechanica - een onverwacht bijproduct van deze berekeningen ontdekt, namelijk een energiebegrip dat niet bij nulsnelheid verdwijnt. Hij noemde het rust-energie: energie die elk massief lichaam ook in rust moet bezitten. De hoeveelheid energie is recht evenredig met de massa van het lichaam:

Waarbij m is de massa van het lichaam, c is de snelheid van het licht in vacuüm, is de rest van de energie.

Bijvoorbeeld, overweeg elektronen-positron vernietiging, waarin de restenergie van deze twee individuele deeltjes (gelijk aan hun rustmassa) wordt omgezet in de stralingsenergie van de fotonen die daarbij geproduceerd worden. In dit systeem worden de materie en antimaterie (elektronen en positronen) vernietigd en omgezet in niet-materie (de fotonen). De totale massa en de totale energie veranderen echter niet tijdens deze interactie. De fotonen hebben elk geen rustmassa, maar hebben niettemin stralingsenergie die dezelfde traagheid vertoont als de twee oorspronkelijke deeltjes. Dit is een omkeerbaar proces - het omgekeerde proces wordt paarvorming genoemd - waarbij de rustmassa van de deeltjes wordt gecreëerd uit de stralingsenergie van twee (of meer) vernietigende fotonen.

In het algemeen dient de spannings-energietensor als bronterm voor het zwaartekrachtveld, grofweg naar analogie van de manier waarop massa dient als bronterm in de niet-lativistische Newtoniaanse benadering.

Energie en massa zijn manifestaties van één en dezelfde onderliggende fysische eigenschap van een systeem. Deze eigenschap is verantwoordelijk voor de traagheid en kracht van de zwaartekrachtsinteractie van het systeem ("massamanifestaties"), en is ook verantwoordelijk voor het potentiële vermogen van het systeem om werk of verwarming uit te voeren ("energiemanifestaties"), met inachtneming van de beperkingen van andere fysische wetten.

In de klassieke natuurkunde is energie een scalaire hoeveelheid, de canonieke conjugaat naar de tijd. In de speciale relativiteit is energie ook een scalaire (hoewel niet een Lorentz-scalaire maar een tijdscomponent van de energie-momentum 4-vector). Met andere woorden, energie is invariant ten opzichte van rotaties van de ruimte, maar niet invariant ten opzichte van rotaties van de ruimte-tijd (= boosts).

1-23dh Transformatie

Sommige vormen van energieoverdracht ("energie in doorvoer") van het ene object of systeem naar het andere.
Aard van het overdrachtsproces. Beschrijving;

Verhit die hoeveelheid thermische energie tijdens het transport spontaan naar een object met een lagere temperatuur.

Werk die hoeveelheid energie in doorvoer als gevolg van een verplaatsing in de richting van een toegepaste kracht.

Overdracht van materiaal met een hoeveelheid energie die wordt getransporteerd door materie die zich van het ene systeem naar het andere verplaatst.

Energie kan worden omgezet tussen verschillende vormen bij verschillende efficiëntieverbeteringen. Items die tussen deze vormen transformeren worden transducers genoemd. Voorbeelden van omvormers zijn een batterij, van chemische energie naar elektrische energie; een dam: gravitatiepotentiaalenergie naar kinetische energie van bewegend water (en de bladen van een turbine) en uiteindelijk naar elektrische energie via een elektrische generator; of een warmtemotor, van warmte naar werk.

Voorbeelden van energietransformatie zijn bijvoorbeeld het opwekken van elektrische energie uit warmte-energie via een stoomturbine, of het tegen de zwaartekracht in tillen van een voorwerp met behulp van elektrische energie die een kraanmotor aandrijft. Het tillen tegen de zwaartekracht in voert mechanische werkzaamheden uit aan het object en slaat de potentiële gravitatie-energie in het object op. Als het object op de grond valt, doet de zwaartekracht mechanische werkzaamheden aan het object die de potentiële energie in het gravitatieveld omzet in de kinetische energie die vrijkomt als warmte bij een botsing met de grond. Onze Zon zet potentiële kernenergie om in andere vormen van energie; zijn totale massa neemt daardoor niet af (omdat hij nog steeds dezelfde totale energie bevat, zelfs in verschillende vormen), maar zijn massa neemt wel af als de energie naar de omgeving ontsnapt, grotendeels als stralingsenergie.

Er zijn strikte grenzen aan hoe efficiënt warmte kan worden omgezet in werk in een cyclisch proces, bijvoorbeeld in een warmtemotor, zoals beschreven door Carnot's stelling en de tweede wet van de thermodynamica. Sommige energietransformaties kunnen echter vrij efficiënt zijn. De richting van de transformaties in energie (wat voor soort energie wordt getransformeerd naar wat voor soort energie) wordt vaak bepaald door entropie (gelijke energiespreiding tussen alle beschikbare vrijheidsgraden). In de praktijk zijn alle energietransformaties op kleine schaal toegestaan, maar bepaalde grotere transformaties zijn niet toegestaan omdat het statistisch onwaarschijnlijk is dat energie of materie zich willekeurig in meer geconcentreerde vormen of kleinere ruimtes zal verplaatsen.

Energietransformaties in het universum worden gekenmerkt door verschillende soorten potentiële energie die beschikbaar zijn sinds de Oerknal later "vrijkomt" (getransformeerd naar actievere energievormen zoals kinetische of stralingsenergie) wanneer er een activeringsmechanisme beschikbaar is. Bekende voorbeelden van dergelijke processen zijn onder andere nucleair verval, waarbij energie vrijkomt die oorspronkelijk "opgeslagen" was in zware isotopen (zoals uranium en thorium), door nucleosynthese, een proces dat uiteindelijk gebruik maakt van de gravitatiepotentiaalenergie die vrijkomt bij het instorten van supernovae, om energie op te slaan bij het ontstaan van deze zware elementen voordat ze in het zonnestelsel en de aarde werden opgenomen. Deze energie wordt geactiveerd en vrijkomt bij kernsplijtingsbommen of bij de opwekking van civiele kernenergie. Ook in het geval van een chemische explosie wordt de potentiële chemische energie in zeer korte tijd omgezet in kinetische energie en thermische energie. Een ander voorbeeld is dat van een slinger. Op de hoogste punten is de kinetische energie nul en de potentiële gravitatie-energie is maximaal. Op het laagste punt is de kinetische energie maximaal en gelijk aan de afname van de potentiële energie. Als men (onrealistisch) aanneemt dat er geen wrijving of andere verliezen zijn, zou de omzetting van energie tussen deze processen perfect zijn, en zou de slinger voor altijd blijven schommelen.

Energie wordt ook overgedragen van potentiële energie naar kinetische energie en vervolgens constant terug naar potentiële energie. Dit wordt energiebesparing genoemd. In dit gesloten systeem kan energie niet worden gecreëerd of vernietigd; daarom zullen de initiële energie en de uiteindelijke energie gelijk zijn aan elkaar. Dit kan worden aangetoond door het volgende:

De vergelijking kan dan verder vereenvoudigd worden (massa maal versnelling door zwaartekracht maal de hoogte) en (halve massa maal snelheid in het kwadraat). Dan kan de totale hoeveelheid energie gevonden worden door optelling.

1-23e Behoud van energie en massa in transformatie

Energie geeft aanleiding tot gewicht wanneer het wordt opgesloten in een systeem met een nulmomentum, waar het kan worden gewogen. Het is ook gelijk aan massa, en deze massa is er altijd mee verbonden. Massa is ook gelijk aan een bepaalde hoeveelheid energie, en komt er ook altijd in verband mee voor, zoals beschreven in massa-energie-equivalentie. De formule $E = mc^2$, afgeleid door Albert Einstein (1905) kwantificeert de relatie tussen rustmassa en rust-energie binnen het concept van speciale relativiteit. In verschillende theoretische kaders zijn soortgelijke formules afgeleid door J.J. Thomson (1881), Henri Poincaré (1900), Friedrich Hasenöhrl (1904) en anderen (zie Massa-energie-equivalentie#Geschiedenis voor meer informatie).

Een deel van de rust-energie (gelijk aan rustmassa) van materie kan worden omgezet in andere vormen van energie (die nog steeds massa vertonen), maar noch energie noch massa kan worden vernietigd, maar beide blijven tijdens een proces constant. Maar omdat dat extreem groot is in vergelijking met gewone menselijke schalen, kan de omzetting van een dagelijkse hoeveelheid rustmassa (bijvoorbeeld 1 kg) van rustmassa in andere vormen van energie (zoals kinetische energie, thermische energie of de stralingsenergie die door licht en andere straling wordt meegevoerd) enorme hoeveelheden energie vrijmaken joules = 21 megaton TNT), zoals te zien is in kernreactoren en nucleaire wapens. Omgekeerd is het massa-equivalent van een dagelijkse hoeveelheid energie minuscuul, waardoor het energieverlies (massaverlies) van de meeste systemen moeilijk te meten is op een weegschaal, tenzij het energieverlies zeer groot is. Voorbeelden van grote transformaties tussen rust-energie (van materie) en andere vormen van energie (bv. kinetische energie in deeltjes met rustmassa) zijn te vinden in de kernfysica en deeltjesfysica.

1-23f Omkeerbare en niet-omkeerbare transformaties

Thermodynamica verdeelt energietransformatie in twee soorten: omkeerbare processen en onomkeerbare processen. Een onomkeerbaar proces is een proces waarbij energie wordt gedissipeerd (verspreid) in lege energietoestanden die beschikbaar zijn in een volume, waaruit het niet kan worden teruggewonnen in meer geconcentreerde vormen (minder Quantumtoestanden), zonder dat er nog meer energie wordt afgebroken. Een omkeerbaar proces is er een waarin dit soort dissipatie niet plaatsvindt. Zo is bijvoorbeeld de omzetting van energie van het ene type potentieel veld naar het andere omkeerbaar, zoals in het hierboven beschreven slingersysteem. In processen waar warmte wordt opgewekt, fungeren Quantumtoestanden van lagere energie, die als mogelijke opwinding aanwezig zijn in velden tussen atomen, als een reservoir voor een deel van de energie, waaruit deze niet kan worden teruggewonnen, om met 100% rendement te worden omgezet in andere vormen van energie. In dit geval moet de energie gedeeltelijk als warmte blijven en kan ze niet volledig worden teruggewonnen als bruikbare energie, behalve ten koste van een toename van een ander soort warmteachtige toename van de wanorde in Quantumtoestanden, in het heelal (zoals een uitbreiding van materie of een randomisatie in een kristal).

Naarmate het universum in de tijd evolueert, raakt meer en meer van zijn energie gevangen in onomkeerbare toestanden (d.w.z. als warmte of andere vormen van toename van de wanorde). Dit wordt de onvermijdelijke thermodynamische warmtedood van het universum genoemd. In deze warmtedood verandert de energie van het universum niet, maar het deel van de energie dat beschikbaar is om te werken door middel van een warmtemotor, of omgevormd te worden tot andere bruikbare vormen van energie (door het gebruik van generatoren die aan warmtemotoren zijn bevestigd), groeit steeds minder.

1-23g Behoud van energie

Het feit dat energie noch kan worden gecreëerd noch vernietigd, wordt de wet van behoud van energie genoemd. In de vorm van de eerste wet van de thermodynamica stelt deze dat de energie van een gesloten systeem constant is, tenzij de energie in of uit het systeem wordt overgedragen door werk of warmte, en dat er geen energie verloren gaat bij de overdracht. De totale instroom van energie in een systeem moet gelijk zijn aan de totale uitstroom van energie uit het systeem, plus de verandering in de energie in het systeem. Wanneer men de totale energie van een systeem van deeltjes meet (of berekent) waarvan de interacties niet expliciet afhankelijk zijn van de tijd, blijkt dat de totale energie van het systeem altijd constant blijft.

Terwijl warmte altijd volledig kan worden omgezet in werk in een omkeerbare isotherme expansie van een ideaal gas, is in de tweede wet van de thermodynamica voor cyclische processen die in de praktijk interessant zijn voor warmtemotoren bepaald dat het systeem dat het werk doet altijd wat energie verliest als afvalwarmte. Dit creëert een limiet aan de hoeveelheid warmte-energie die in een cyclisch proces kan werken, een limiet die de beschikbare energie wordt genoemd. Mechanische en andere vormen van energie kunnen in de andere richting worden omgezet in thermische energie zonder dergelijke beperkingen. De totale energie van een systeem kan worden berekend door alle vormen van energie in het systeem bij elkaar op te tellen.

Richard Feynman zei tijdens een lezing in 1961:
Er is een feit, of indien u dat wenst, een wet, die alle tot nu toe bekende natuurverschijnselen regelt. Er is geen uitzondering op deze wet bekend - voor zover wij weten, is deze wet exact. De wet wordt het behoud van

energie genoemd. Er staat dat er een bepaalde hoeveelheid, die we energie noemen, is die niet verandert in de vele veranderingen die de natuur ondergaat. Dat is een zeer abstract idee, omdat het een wiskundig principe is; het zegt dat er een numerieke hoeveelheid is die niet verandert wanneer er iets gebeurt. Het is geen beschrijving van een mechanisme, of iets concreets; het is gewoon een vreemd feit dat we een of ander getal kunnen berekenen en als we klaar zijn met het kijken naar de natuur en haar trucs doornemen en het getal opnieuw berekenen, is het hetzelfde.

- De Feynman-lezingen over natuurkunde
De meeste soorten energie (met als opmerkelijke uitzondering de gravitatie-energie) zijn ook onderworpen aan strenge lokale conserveringswetten. In dit geval kan energie alleen worden uitgewisseld tussen aangrenzende gebieden van de ruimte, en alle waarnemers zijn het eens over de volumetrische dichtheid van energie in een bepaalde ruimte. Er is ook een wereldwijde wet van behoud van energie, die stelt dat de totale energie van het universum niet kan veranderen; dit is een uitvloeisel van de lokale wet, maar niet andersom.

Deze wet is een fundamenteel principe van de natuurkunde. Zoals strikt aangetoond door de stelling van Noether, is het behoud van energie een wiskundig gevolg van translationele symmetrie van de tijd, een eigenschap van de meeste fenomenen onder de kosmische schaal die ze onafhankelijk maakt van hun locaties op de tijdcoördinaat. Anders gezegd, gisteren, vandaag en morgen zijn fysiek niet te onderscheiden. Dit komt omdat energie de hoeveelheid energie is die canoniek geconjugeerd is met de tijd. Deze wiskundige verstrengeling van energie en tijd resulteert ook in het onzekerheidsprincipe - het is onmogelijk om de exacte hoeveelheid energie gedurende een bepaald tijdsinterval te bepalen. Het onzekerheidsprincipe moet niet verward worden met energiebesparing - het geeft eerder wiskundige grenzen aan waaraan energie in principe kan worden gedefinieerd en gemeten.

Elk van de basiskrachten van de natuur wordt geassocieerd met een ander type potentiële energie, en alle soorten potentiële energie (zoals alle andere soorten energie) verschijnt als systeemmassa, indien aanwezig. Een samengeperste veer zal bijvoorbeeld iets massiever zijn dan voorheen. Op dezelfde manier, wanneer energie tussen systemen wordt overgedragen door eender welk mechanisme, wordt er een bijbehorende massa mee overgedragen.

In de Quantummechanica wordt de energie uitgedrukt met behulp van de Hamiltoniaanse operator. Op om het even welke tijdschalen, is de onzekerheid in de energie door welke is gelijkaardig in vorm aan het Principe van de Onzekerheid Heisenberg (maar niet werkelijk wiskundig gelijkwaardig daaraan, aangezien H en t niet dynamisch geconjugeerde variabelen, noch in klassieke noch in Quantumwerktuigkundigen zijn).

In de deeltjesfysica maakt deze ongelijkheid een kwalitatief begrip mogelijk van virtuele deeltjes die een impuls dragen, een uitwisseling waarmee en met echte deeltjes, verantwoordelijk is voor het ontstaan van alle bekende fundamentele krachten (beter bekend als fundamentele interacties). Virtuele fotonen (die eenvoudigweg de laagste Quantummechanische energietoestand van fotonen zijn) zijn ook verantwoordelijk voor de elektrostatische interactie tussen elektrische ladingen (wat resulteert in de wet van Coulomb), voor spontaan stralingsverval van verlaten atoom- en kerntoestanden, voor de Casimir-kracht, voor de bindingskrachten van der Waals en voor enkele andere waarneembare verschijnselen.

1-24 Energieoverdracht

1-24a Gesloten systemen

Energieoverdracht kan in aanmerking worden genomen voor het speciale geval van systemen die gesloten zijn voor de overdracht van materie. Het deel van de energie dat door conservatieve krachten over een afstand wordt overgedragen, wordt gemeten als het werk dat het bronsysteem aan het ontvangende systeem verricht. Het deel van de energie dat niet werkt tijdens de overdracht wordt warmte genoemd. Energie kan op verschillende manieren tussen systemen worden overgedragen. Voorbeelden hiervan zijn de overdracht van elektromagnetische energie via fotonen, fysieke botsingen die kinetische energie overbrengen en de geleidende overdracht van thermische energie.

Energie wordt strikt bewaard en wordt ook lokaal geconserveerd waar het gedefinieerd kan worden. In de thermodynamica, voor gesloten systemen, wordt het proces van energieoverdracht beschreven door de eerste wet: waar de hoeveelheid overgedragen energie is, de hoeveelheid energie die aan het systeem wordt overgedragen, staat voor het werk dat aan het systeem wordt gedaan, en staat voor de warmtestroom in het systeem. Als vereenvoudiging wordt de warmtetermijn, soms genegeerd, vooral wanneer het thermisch rendement van de overdracht hoog is.

Deze vereenvoudigde vergelijking wordt bijvoorbeeld gebruikt om het joule te definiëren.

1-24b Open systemen

Naast de beperkingen van gesloten systemen, kunnen open systemen energie winnen of verliezen in verband met de overdracht van materie (beide processen worden geïllustreerd door het voeden van een auto, een systeem dat daarmee energie wint, zonder toevoeging van werk of warmte).

1-25 Thermodynamica

1-25a Interne energie

Interne energie is de som van alle microscopische energievormen van een systeem. Het is de energie die nodig is om het systeem te creëren. Het is gerelateerd aan de potentiële energie, bijvoorbeeld moleculaire structuur, kristalstructuur en andere geometrische aspecten, en de beweging van de deeltjes, in de vorm van kinetische energie. De thermodynamica houdt zich vooral bezig met veranderingen in de interne energie en niet met de absolute waarde ervan, wat onmogelijk te bepalen is met de thermodynamica alleen.

1-25b Eerste wet van de thermodynamica

De eerste wet van de thermodynamica stelt dat energie (maar niet noodzakelijkerwijs thermodynamische vrije energie) altijd behouden blijft en dat de warmtestroom een vorm van energieoverdracht is. Voor homogene systemen, met een duidelijk gedefinieerde temperatuur en druk, is een veelgebruikte consequentie van de eerste wet dat, voor een systeem dat alleen aan druk- en warmtetransmissie onderhevig is (bijvoorbeeld...), een systeem dat alleen aan druk- en warmtetransmissie onderhevig is, een veelgebruikte consequentie is van de eerste wet, een gasfles) zonder chemische veranderingen, wordt de differentiële verandering in de interne energie van het systeem (met een energiewinst in de vorm van een positieve hoeveelheid) gegeven als .... waarbij de eerste term rechts de in het systeem overgedragen warmte is, uitgedrukt in termen van temperatuur T en en entropie S (waarbij de entropie toeneemt en de verandering dS positief is wanneer het systeem wordt verwarmd), en de laatste term rechts wordt geïdentificeerd als werk aan het systeem, waarbij de druk P en het volume V zijn (het negatieve teken is het gevolg van het feit dat er aan het systeem moet worden gewerkt en de volumewijziging, dV, negatief is wanneer er aan het systeem wordt gewerkt).

Deze vergelijking is zeer specifiek, waarbij alle chemische, elektrische, nucleaire en gravitatiekrachten, effecten zoals advectie van elke vorm van energie anders dan warmte en varkensvlees, worden genegeerd. De algemene formulering van de eerste wet (d.w.z., behoud van energie) is geldig, zelfs in situaties waarin het systeem niet homogeen is. Voor deze gevallen wordt de verandering in interne energie van een gesloten systeem in een algemene vorm.

1-25c Uitrusting van de energie

De energie van een mechanische harmonische oscillator (een massa op een veer) is afwisselend kinetisch en potentiaal. Op twee punten in de oscillatiecyclus is het volledig kinetisch en op twee punten is het volledig potentiaal. Over de gehele cyclus, of over vele cycli, is de netto energie dus gelijk verdeeld tussen kinetische en potentiële energie. Dit wordt het equipartitieprincipe genoemd; de totale energie van een systeem met vele vrijheidsgraden wordt gelijkelijk verdeeld over alle beschikbare vrijheids-graden.

Dit principe is van vitaal belang voor het begrijpen van het gedrag van een hoeveelheid die nauw verbonden is met energie, entropie genaamd. Entropie is een maat voor de gelijkmatigheid van de energieverdeling tussen delen van een systeem. Wanneer een geïsoleerd systeem meer vrijheidsgraden krijgt (d.w.z. bij nieuwe beschikbare energietoestanden die gelijk zijn aan de bestaande staten), dan spreidt de totale energie zich gelijkmatig over alle beschikbare graden zonder onderscheid tussen "nieuwe" en "oude" graden. Dit wiskundige resultaat wordt de tweede wet van de thermodyna-mica genoemd. De tweede wet van de thermodynamica geldt alleen voor systemen die dicht bij of in evenwicht zijn. Voor niet-evenwichtssystemen zijn de wetten die het gedrag van het systeem regelen nog steeds discuta-bel. Een van de leidende principes voor deze systemen is het principe van maximale entropieproductie. Het stelt dat niet-evenwichtssystemen zich zodanig gedragen dat de entropieproductie.

1-26 Frequenties.

Frequentie drukt uit hoe vaak iets gebeurt of voorkomt binnen een bepaalde tijd of in een zekere ruimte. Binnen verschillende vakgebieden heeft de term verschillende betekenissen.

1-26a Met betrekking tot tijd

De frequentie drukt meestal uit hoe vaak iets in een bepaalde tijd gebeurt. In het eenvoudigste geval is de tussenpoos, de periode, steeds gelijk. De frequentie, soms ook het trillingsgetal genoemd, is dan het omgekeerde daarvan. Maar ook als de periode varieert kan men spreken van een frequentie; men bedoelt dan het gemiddelde aantal van die gebeurtenissen in een bepaalde tijd.

1-26b Natuurkunde

In de natuurwetenschappen wordt de frequentie weergegeven in hertz (Hz), het aantal gebeurtenissen per seconde (s).

Dit is vooral belangrijk bij golfverschijnselen, waarbij de frequentie het aantal golftoppen (of -dalen) per seconde uitdrukt.

Op deze manier kan men de frequentie van licht of andere elektromagnetische golven en geluid in een getal uitdrukken. Wanneer bijvoorbeeld in één seconde 25 geluidsgolven voorbijkomen, heeft dat geluid een (voor het menselijk gehoor zeer lage) frequentie van 25 trillingen per seconde = 25 Hz. De meeste golven hebben echter veel hogere frequenties, daarom worden decimale voorvoegsels gebruikt.

Als bij digitalisering van een analoog signaal er op regelmatige tijdstippen een 'steekproef' van het analoge signaal wordt genomen, een signaalmonster, dan wordt het aantal malen per seconde dat dit plaatsvindt de bemonsteringsfrequentie genoemd.

In plaats van de letter wordt ook wel de letter nu gebruikt. In de context van Fouriertransformaties wordt bijvoorbeeld de letter vaak al gebruikt voor de signaalfunctie.

1-26c Eigenfrequentie

Een eigenfrequentie van een systeem is een van de frequenties waarmee een systeem zal gaan trillen als het vanuit een evenwichtspositie wordt bewogen en vervolgens wordt losgelaten. Eigenfrequenties zijn doorgaans oplossingen van differentiaalvergelijkingen zoals die kunnen worden opgesteld voor een mechanisch of elektrisch trillingssysteem. De eigenfrequenties zijn dan de eigenwaarden van een bijbehorende differentiaaloperator.

Wanneer het systeem door middel van een periodieke kracht op een eigenfrequentie wordt aangestoten, kan resonantie optreden.

Harmonischen, en meer algemeen deeltonen in een frequentiespectrum, zijn doorgaans eigenfrequenties van het gemeten systeem.

Veel voorwerpen hebben een of meer eigenfrequenties. Een toepassing daarvan is een stemvork. Doordat de stemvork altijd met dezelfde frequentie trilt, laat deze ook altijd dezelfde toon horen. Een slinger heeft maar één eigenfrequentie. Deze is niet afhankelijk van de massa, maar wel van de slingerlengte.

Een geregeld systeem kan door instabiliteit in een eigenfrequentie gaan oscilleren.

1-26d Frequentiebereik

Het frequentiebereik is het gebied tussen de laagst en de hoogst bereikbare frequentie van een apparaat, bijvoorbeeld een luidspreker, geluidsdrager of toongenerator.

Onder ambitus (of soms ook bereik genoemd) wordt in de muziek verstaan: het frequentiebereik van een muziekinstrument, zangstem, of tonenreeks, dat wil zeggen de omvang van het aantal speelbare tonen.

1-26e Golflengte

De golflengte (symbool: λ) van een periodiek verschijnsel is de lengte van een golf. Dat wil zeggen de afstand tussen twee opeenvolgende punten met dezelfde fase, zoals de toppen van een sinusvormige golf.

Er is een directe relatie tussen de golflengte λ (in m), de frequentie f (in Hz) en de voortplantingssnelheid v van de golf (in m/s) in het betrokken medium.

Ook tussen de golflengte en het golfgetal bestaat een direct verband; het golfgetal is omgekeerd evenredig aan de golflengte.

1-26f Toepassingen

De golflengte is een belangrijke parameter in de beschrijving van golfverschijnselen. Zo speelt deze grootheid een belangrijke rol bij diverse natuurkundige fenomenen als Rayleighverstrooiing, diffractie en de Airy-schijf. Over systemen die afbeeldingen maken kan over het algemeen gesteld worden dat het maximaal oplossend vermogen recht evenredig is met de gebruikte golflengte. Dit speelt bijvoorbeeld een rol bij optische opslagmedia, zoals de cd, dvd en blu-raydisk, waarbij door de steeds toenemende informatiedichtheid een kortere golflengte van licht nodig is om deze uit te lezen (resp. infrarood ~780 nm, rood ~650 nm en blauw ~400 nm).

De golflengte van geluid speelt onder andere een rol in de weergave van met name lage tonen in kleine ruimtes en bij het ontwerp van blaasinstrumenten.

In de radiotechniek werd de golflengte vroeger gebruikt om aan te geven waar een zender op de afstemschaal te vinden was. Dit komt terug in het gebruik van begrippen als 49-meterband, korte golf, middengolf en lange-golf als aanduiding voor de frequentieband. Thans gebruikt men hiervoor de frequentie, maar desondanks leest men vaak het woord "golflengte" boven een lijst met frequenties.

1-26g Hoeksnelheid

De hoeksnelheid van een roterend object of van een punt dat een cirkel-vormige beweging beschrijft, is de verandering in de tijd van de doorlopen hoek, preciezer gezegd de afgeleide van de doorlopen hoek. De eenheid waarin de hoeksnelheid wordt uitgedrukt in het SI stelsel is radialen per seconde.

1-26h Toonhoogte

Toonhoogte is een kenmerkende eigenschap van een toon, die in directe relatie staat met het waargenomen spectrum van het geluid van de klinkende toon. De toonhoogte wordt weergegeven door het aantal trillingen per seconde, de frequentie, van de grondtoon in het spectrum, uitgedrukt in Hz (hertz).

In muzieknotatie wordt de toonhoogte bepaald door de hoogte van de betrokken noot op de notenbalk; hoe hoger de toon, hoe hoger de noot op de balk genoteerd wordt (slechts afhankelijk van de muzieksleutel). De toonhoogte van de a', de stemtoon (a-eengestreept), is (tegenwoordig) gestandaardiseerd op 440 hertz. De toonhoogten hangen af van de gebruikte stemming, zoals aangegeven in onderstaande tabel. Een piano is gebruikelijk gestemd in de gelijkzwevende stemming, een viool als solo-instrument in de reine stemming (natuurlijke stemming).

In de onderstaande tabel staan de toonhoogtes van de tonen van de piano in de gelijkzwevende temperatuur, uitgaande van de kamertoon a' van 440 Hz. Ter vergelijking zijn de frequenties van de grote-tertsladder van c' in de reine stemming opgenomen. De tabel vermeldt ook de toonsafstanden tot c'; dat zijn geen frequenties maar verhoudingen van twee frequenties.

1-26i Beats per minute

Beats per minute (bpm) is een moderne naam voor de metronomische eenheid die gebruikt wordt als maat voor het tempo van muziek of als maat voor de hartslag. Bpm betekent niets anders dan 'aantal tellen per minuut'. Een bpm van 60 houdt in dat er elke seconde een beat is. Eén bpm is gelijk aan 1/60 Hz.

1-26j Oorsprong

In de beginjaren van de dance-muziek had men een manier nodig om het tempo van muziek te bepalen. Dit om twee muzieknummers bij elkaar te zoeken met nagenoeg hetzelfde tempo en die dan door elkaar te mixen met een mengpaneel of mixer. Later werden platenspelers met steeds betere pitch-control uitgevonden dus was het aantal bpm niet zo belangrijk meer.

Beats per minute werd een veel gebruikte term tijdens de opkomst van de discomuziek, vooral omdat het handig was voor dj's. Ballads hebben over het algemeen een laag aantal bpm, variërend rond de 60 bpm. Allerlei soorten pop- en hiphopmuziek hebben aantallen bpm tussen 90 en 120, terwijl dancemuziek meer dan 120 bpm telt. Bij hardcore house en speedcore is het aantal beats per minuut een stuk hoger, dat kan tussen de

170 en soms wel 300 liggen. Bij Extratone ligt dat aantal nog vele malen hoger, boven de 1000.

Als een muziekstuk gemaakt is in 4/4 maat, telt elke maat dus vier tellen. Bij housemuziek is dit duidelijk hoorbaar door de vier bassdrums die elke maat te horen zijn. Indien men het aantal tellen in een minuut afspeeltijd telt, is het aantal bpm en dus het tempo bepaald.

Beatmixing, een kunstvorm onder de dj's, betekent het verhogen of verlagen van het tempo van een nummer zodat het goed aansluit op de bpm van een vorig nummer. Wanneer platen sneller of langzamer afgespeeld worden, wordt zowel de bpm als de pitch (toonhoogte) aangepast. Met digitale signaalbewerking zijn snelheid en toonhoogte onafhankelijk van elkaar in te stellen. Er zijn zelfs digitale mixprogramma's op de markt die over bpm-herkenning beschikken en zo volledig automatisch twee muziekstukken met elkaar synchroniseren.

Bpm kan met de hand geteld worden (tel bijvoorbeeld het aantal slagen gedurende 10 seconden en vermenigvuldig dit met 6), maar ook met elektronische apparaatjes en computerprogramma's. In sommige dj-mengpanelen is een bpm-teller ingebouwd.

1-26k Periode (wiskunde)

In de wiskunde is de periode van een functie de grootte van het kleinste interval waarover de functiewaarden zich herhalen. De periode wordt in veel gevallen aangeduid met het symbool Indien een dergelijk getal bestaat, wordt die functie periodiek genoemd. De fuctiewaardenwaarden zijn dan steeds gelijk aan de functiewaarden gelegen op een afstand

Hoofdstuk 2
Personen die wat bijdroegen

Nu we het taaie gedeelte van het boek doorgeworsteld hebben weet je in ieder geval hoe zaken tegen elkaar opbotsen maar ook elkaar weer afbreken en ontkennen. Nu komen we bij de personen die meer wisten en dieper ging in de wereld van energie en ver voor hun tijd waren. Personen die opgehemeld werden maar aan de andere kant totaal de grond in geboord werden. We weten niet hoe diep deze mensen werkelijk gingen daar veel van hun weer vernietigd werden. We zien dat bij de heer Tesla waar zelfs het energie halen uit het niets zelfs heden ten dage nog beschreven wordt als een fabel! Een fabel waar men bang voor is daar dan de olie en vele vieze industrieën geen rol meer zouden spelen. Alleen het mooie van deze tijd is dat al verschillende technieken weer werkende zijn gemaakt door personen die zich niet lieten intimideren! Maar laten we eer met heer Rife beginnen.

2-1 Royal Raymond Rife

2-1a Persoonlijke gegevens

Geboren: 16 mei 1888, Elkhorn, Omaha, NE
Overleden: 5 augustus 1971, El Cajon, CA
Nationaliteit: Amerikaans
Partner: Mamie Quill (m. 1912–1957)
Opleiding: Johns Hopkins University

Royal Raymond Rife (16 mei 1888 - 5 augustus 1971) was een Amerikaanse uitvinder en een vroege exponent van de sterk vergrotende time-lapse cine-micrografie.

Hij is het meest bekend om een geclaimde 'straal' uitvinding in de jaren dertig van de vorige eeuw, waarvan hij dacht dat deze sommige ziekten door middel van trillingen kon behandelen. Jaren na zijn dood werd het in verschillende landen geproduceerd en verkocht als een geneesmiddel tegen kanker, AIDS en andere aandoeningen. Veel patiënten stierven, en meerdere promotors werden veroordeeld voor gezondheidsfraude en naar de gevangenis gestuurd.

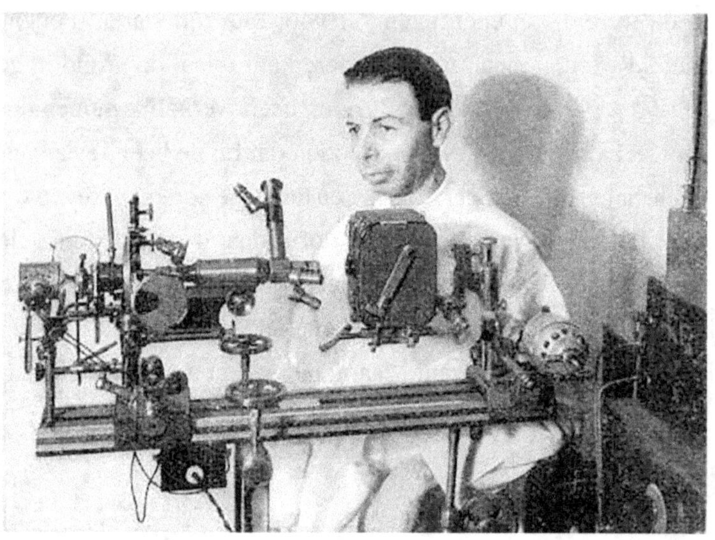

2-1b Leven en werk

Er bestaat weinig betrouwbare gepubliceerde informatie die Rife's leven en werk beschrijft. In de jaren 1930 maakte hij verschillende optische samengestelde microscopen en nam hij met behulp van een filmcamera time-lapse microscopiefilms van microben. Hij bouwde ook microscopen die polarisatoren bevatten.

Rife rapporteerde ook dat een 'straalstraal' apparaat van zijn uitvinding de ziekteverwekkers zou kunnen vernietigen. Rife beweerde dat hij een "dodelijke oscillerende snelheid" voor verschillende ziekteverwekkers had gedocumenteerd en in staat was om de organismen te vernietigen door ze in dit specifieke tempo te trillen. Volgens de San Diego Evening Tribune in 1938 stopte Rife met te beweren dat hij kanker kon genezen, maar beweerde hij dat hij "ziekte-organismen kon devitaliseren" in levend weefsel, "met bepaalde uitzonderingen". In een profiel uit 1931 waarschuwde Rife voor "medische fakers" die beweerden ziekten te genezen door middel van "elektrische "vibraties", door te stellen dat zijn werk dergelijke beweringen niet verdedigde.

Microorganisms	John Crane's 1950's MORs — Frequency in Hz — Square Wave	Rife's MORs 1936-1950 — Frequency in Hz — Sine Wave	Rife's MORs 1935 -1936 — Rife Ray # 4 in Hz — Sine Wave	#1 Frequency in Hz — Sine Wave	#2 Frequency in Meters — Sine Wave	Meters to Hz — Sine Wave
1. Actinomycosis (Streptothrix)	784	7,870	192,000	678,000	1,607	186,554
2. Anthrax			139,200	900,000	1,100	272,539
3. Anthrax Symptomatic				400,000	18,000	16,655
4. B. Coli (Rod form)	800	8,020	417,000	683,000	943	317,914
5. B. Coli (Filterable virus)	1552	17,220	770,000	8,581,000	27	11,103,424
6. Bacillus X Filter passing (Cancer - carcinoma)	2128	21,275	1,604,000	11,780,000	17.6	17,033,662
7. Bacillus Y (Cancer - sarcoma)	2008	20,080	1,604,000	11,780,000	17.6	17,033,662
8. Bubonic Plague				160,000	585	512,466
9. Catarrh				1,800,000	175	1,713,100
10. Cholera Spirillum				851,000	312	960,873
11. Contagious Conjunctivitis				1,206,000	148	2,025,625
12. Diptheria				800,000	275	1,090,154
13. Glanders				986,000	407	736,591
14. Gonorrhea	712		233,000	600,000	1,990	150,649
15. Influenza				1,674,000	154	1,946,704
16. Leprosy	600	6,000		743,000	1,190	251,926
17. Pneumonia	776	7,660		1,200,000	785	381,901
18. Spinal Meningitis			427,000	927,800	167	1,795,164
19. Staphylococcus Pyogenes Aureus	728	7,270	478,000	998,740	540	555,171
20. Staphylococcus Pyogenes Albus					546	549,070
21. Streptococcus Pyogenes	880	8,450	720,000	1,214,000	142	2,111,214
22. Syphilis (Treponema Pallidum)	660	6,600	789,000	900,000	108	2,775,856
23. Tetanus	120	1,200	234,000	700,000	19,000	15,779
24. Tuberculosis (Rod form)	803	8,300	369,000	583,000	554	541,142
25. Tuberculosis (Virus form)	1552	16000				
26. Typhoid Fever (Rod form)	712	6,900	760,000	900,000	345	868,964
27. Typhoid Fever (Filter passing)	1862	18,620	1,445,000	9,680,000	21.5	13,943,835
28. Worms		2400				

De beweringen van Rife over zijn straalstraal konden niet onafhankelijk worden gerepliceerd en werden in diskrediet gebracht door onafhankelijke onderzoekers in de jaren '50. Een overlijdensbericht in de Daily Californian beschreef zijn dood op 83-jarige leeftijd op 5 augustus 1971, waarin werd verklaard dat hij berooid en verbitterd stierf door het falen van zijn apparaten om wetenschappelijke acceptatie te verkrijgen. Rife beschuldigde de wetenschappelijke afwijzing van zijn beweringen over een samenzwering waarbij de American Medical Association (AMA), het Department of Public Health en andere elementen van de "georganiseerde geneeskunde", die zijn collega's "gehersenspoeld en geïntimideerd" hadden, van de hand gewezen.

2-1c Gezondheidsfraude na zijn dood

De belangstelling voor Rife's beweringen werd in sommige alternatieve medische kringen nieuw leven ingeblazen door het boek van Barry Lynes, The Cancer Cure That Worked uit 1987, waarin werd beweerd dat Rife erin geslaagd was om kanker te genezen, maar dat zijn werk werd onderdrukt door een krachtige samenzwering onder leiding van de American Medical Association. Na de publicatie van dit boek werden verschillende hulpmiddelen met de naam Rife's op de markt gebracht als genezing van diverse ziekten zoals kanker en AIDS. Een analyse door Electronics Australia vond dat een typisch 'Rife apparaat' bestond uit een negen-volt batterij, bedrading, een schakelaar, een timer en twee korte lengtes koperen buizen, die een "bijna niet op te sporen" stroom leverden die waarschijnlijk niet door de huid heen zou kunnen dringen.

Zulke 'Rife apparaten' hebben een prominente plaats ingenomen in verschillende gevallen van gezondheidsfraude in de V.S., typisch gecentreerd rond de nutteloosheid van de apparaten en de grandioze claims waarmee ze op de markt worden gebracht. In een zaak uit 1996 werden de marketeers van een 'Rife-apparaat' dat beweerde een groot aantal ziekten te genezen, waaronder kanker en AIDS, veroordeeld wegens gezondheidsfraude. De veroordelende rechter beschreef hen als "het doelwit van de meest kwetsbare mensen, waaronder degenen die lijden aan terminale ziekten" en het bieden van valse hoop. In sommige gevallen zijn kankerpatiënten die stopten met chemotherapie en in plaats daarvan gebruik maakten van deze apparaten, overleden. In Australië is het gebruik van Rife-apparaten verantwoordelijk voor de dood van kankerpatiënten die mogelijk genezen zijn met conventionele therapie. In 2002 werd John Bryon Krueger, die de Royal Rife Research Society beheerde, veroordeeld tot 12 jaar gevangenisstraf voor zijn rol in een moord en kreeg ook een gevangenisstraf van 30 maanden voor het illegaal verkopen van Rife-apparaten. In 2009 veroordeelde een Amerikaanse rechtbank James Folsom voor de verkoop van de Rife apparaten die verkocht worden als 'NatureTronics', 'AstroPulse', 'BioSolutions', 'Energy Wellness' en 'Global Wellness'.

In 1994 meldde de American Cancer Society dat de Rife-machines van Rife werden verkocht in een "piramide-achtig, meerlagig marketingschema". Een belangrijk onderdeel in het op de markt brengen van Rife-apparaten is de aanvankelijk door Rife zelf aangevoerde bewering dat de apparaten werden onderdrukt door een gevestigde samenzwering tegen "genezing" van kanker De ACS omschrijft de beweringen van Lynes als onwaarschijnlijk, waarbij zij opmerkt dat het boek is geschreven "in een stijl die kenmerkend is voor samenzweringstheorie aanhangers van een samenzwering" en iedere onafhankelijke verificatie wordt genegeerd. Hoewel 'Rife apparaten' niet geregistreerd zijn door de Amerikaanse Food and Drug Administration en in verband zijn gebracht met sterfgevallen onder kankerpatiënten, rapporteerde de Seattle Times in 2006 dat meer dan 300 mensen de Rife International Health Conference in Seattle hebben bijgewoond, waar tientallen niet-geregistreerde apparaten werden verkocht.

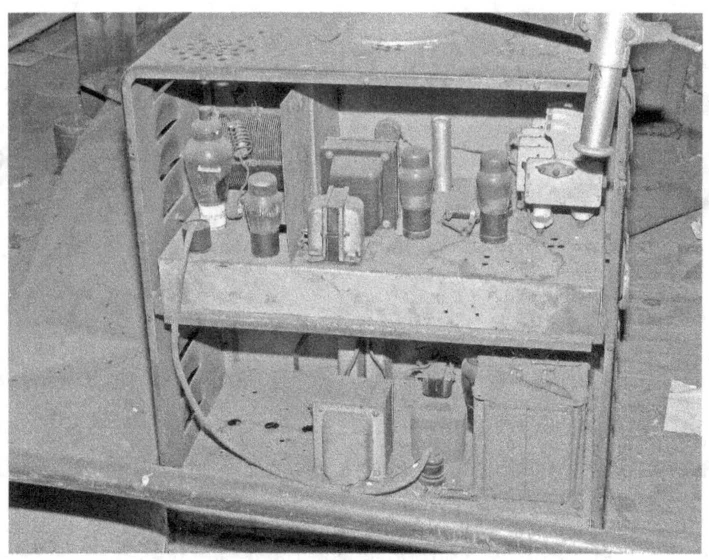

2-1d Heden ten dage

Al schrijft de wetenschap alsmaar negatief over heer Rife, langzaam maar zeker komen zijn stellingen en zijn apparaten weer in de picture. Het genezen via stralingen maar ook golflengtes en frequenties zien we nu al volop gebruikt worden zoals onder de fysiotherapeuten die vele behandelingen al doen via diverse frequenties. Daar lees je niets over in bijvoorbeeld een Wikipedia en wordt angstvallig verzwegen. Het gaat verder zoals je kan lezen want nu nog wordt veel van heer Rife onder zwendel gebracht. Zelfs al bewezen zaken! Duidelijk was deze man veel te ver in zijn uitvindingen.

2-2 Nikola Tesla

2-2a Persoonlijke gegevens

Geboortedatum: 10 juli 1856
Geboorteplaats: Smiljan
Datum van overlijden: 7 januari 1943
Plaats van overlijden: New York
Wetenschappelijk werk: Vakgebied, Natuurkunde, Elektrotechniek

Nikola Tesla (Servo-Kroatisch: Никола Тесла) (Smiljan, 10 juli 1856 – New York, 7 januari 1943) was een uitvinder, elektrotechnicus en natuurkundige. Hij wordt gezien als een van de grootste ingenieurs en uitvinders aller tijden.

Nikola Tesla is bij het grote publiek vooral bekend als de uitvinder van de wisselstroomgenerator, de wisselstroomelektromotor en van andere belangrijke componenten van het huidige elektriciteitsnet. Deze apparaten waren in rudimentaire vorm meestal al voor Tesla's tijd ontwikkeld door eerdere ingenieurs. Tesla's verdienste was dat hij het wisselstroomprincipe veel verder ontwikkelde en bijna alle benodigde apparaten voor een op wisselstroom gebaseerd betrouwbaar elektriciteitsnet sterk verbeterde of zelf ontwierp. Tesla was al bij zijn leven een bekend en beroemd geleerde maar verloor veel prestige door zijn op latere leeftijd gedane onbewezen beweringen over techniek en wetenschap. Hij werd in de Verenigde Staten het toonbeeld van de gekke geleerde. Anderen noemden hem liever idealistisch en niet-commercieel en daarin een tegenpool van zijn eveneens beroemde concurrent-uitvinder Thomas Alva Edison.

2-2b Biografie

2-2ba Jonge jaren

Nikola Tesla werd geboren in Smiljan in de provincie Lika van het toenmalige keizerrijk Oostenrijk, tegenwoordig Kroatië. Over zijn exacte geboortedatum bestaat onzekerheid: hij zou rond middernacht van de 9e op de 10e juli 1856 geboren zijn. Hij was de zoon van de Serviër Milutin Tesla, een Servisch-Orthodoxe priester, en Đuka Mandić. Deze aanbaden zijn briljante oudere broer, Dane, die op 12-jarige leeftijd overleed. Nikola, die toen 5 jaar oud was, voelde de zware last van hun verwachtingen op zijn schouders neerkomen. Na het doorlopen van zijn elementaire opleiding in Kroatië studeerde hij natuurkunde, techniek en filosofie aan de universiteiten van Graz en Praag in het toenmalige Oostenrijk-Hongaarse Rijk. Na een korte tijd in Frankrijk en Duitsland gewerkt te hebben emigreerde hij in 1884 naar de Verenigde Staten, waar hij in New York een baan kreeg aangeboden bij het bedrijf van Edison. In 1891 werd Tesla tot Amerikaans staatsburger genaturaliseerd.

2-2bb Rivaliteit met Edison

Na korte tijd raakte hij in conflict met Edison, een van de grondleggers van General Electric. Edison kreeg een bepaald probleem met een van zijn uitvindingen niet opgelost en beloofde een flinke beloning te betalen aan degene die dat voor hem kon doen. Tesla nam de uitdaging aan en vond binnen korte tijd de oplossing. Edison weigerde echter de uitgeloofde beloning te betalen en antwoordde: 'Je begrijpt onze Amerikaanse humor niet, Tesla!'. Kort nadien weigerde Edison om Tesla's weeksalaris van $18 te verhogen tot $20, waarop Tesla ontslag nam en een eigen bedrijf begon, gesteund door Edisons concurrent George Westinghouse. Tesla verkocht 40 patenten aan Westinghouse die daarmee het monopolie van Edisons General Electric kon breken. In die tijd speelde zich de zogenaamde War of the Currents af tussen het wisselstroomsysteem van Westinghouse en het gelijkstroomsysteem van Edison. Mede dankzij Tesla's verbeteringen in veel componenten van het wisselstroomnet wist Westinghouse deze strijd te winnen. Na enige tijd was Edison zelfs gedwongen om zijn dure en inefficiënte gelijkstroomsysteem te laten varen en ook op wisselstroom over te gaan. In 1916 accepteerde hij de (AIEE nu IEEE) IEEE Edison Medal, vernoemd naar zijn rivaal.

2-2bc Slechte zakenman

Omdat Tesla, in tegenstelling tot Edison, niet zakelijk ingesteld was, trok hij nooit ten volle profijt van de patenten op zijn uitvindingen. Deze hadden hem in principe schatrijk kunnen maken maar hij had daarentegen voortdurend problemen met schuldeisers. Een voorbeeld hiervan is dat toen zijn zakenpartner George Westinghouse in financiële problemen geraakte Tesla zijn lucratieve patentrechten opgaf om hem te helpen. In die tijd begonnen Tesla's patenten net goed geld op te brengen omdat steeds meer steden een elektriciteitsnet aan het opzetten waren waarbij van Tesla's uitvindingen gebruik werd gemaakt. Zo verloor Tesla bijna al zijn inkomstenbronnen terwijl bij Westinghouse het geld binnenstroomde en de eigenaren zo hun bedrijf groot maakten met zijn patenten. Westinghouse Electric Company is tegenwoordig wereldwijd nog altijd een van de grootste bedrijven op elektrotechnisch gebied.

2-2bd Laatste jaren en overlijden

Nikola Tesla Museum in Belgrado (hier worden zijn persoonlijke spullen bewaard)

Vanaf ongeveer 1915 kreeg Tesla geen grote investeerders meer achter zich en hij raakte bij het grote publiek langzaam in de vergetelheid. Voor wetenschappelijke congressen en andere evenementen werd hij nog wel vaak uitgenodigd. Meestal sloeg Tesla deze uitnodigingen af. Zijn laatste jaren bracht hij door in het hotel The New Yorker in Manhattan, New York, financieel onderhouden door de regering van het Koninkrijk Joegoslavië. Tesla stierf in 1943, 86 jaar oud. Twee dagen na de dood van Tesla nam de regering van de VS (het Office of Alien Property) alle documenten en bezittingen van Tesla in beslag, om te voorkomen dat ze (het was midden in de Tweede Wereldoorlog) in vijandelijke handen zouden vallen. Dat Tesla niet vergeten was door zijn 'vakbroeders' bleek bij zijn uitvaartdienst. Deze werd bijgewoond door talrijke geleerden en ingenieurs. In overeenstemming met zijn testament werd zijn lichaam gecremeerd en werden, na de oorlog, zijn persoonlijke bezittingen, archief van laboratoriumverslagen en correspondentie, naar zijn neef in Joegoslavië gestuurd. Later werden deze in het Tesla Museum in Belgrado (zie onder Externe links), tentoongesteld. Hier is ook de urn met zijn as te zien.

2-2c Wetenschappelijk werk

Tesla ontwikkelde veel nieuwe en verbeterde bestaande elektrische componenten, dikwijls op radicale wijze:

De transformator en de inductiemotor
Verschillende verlichtingssystemen, waaronder de eerste inductiebuislampen, later beter bekend als de tl-buis
De eerste waterkrachtcentrale voor tweefasige wisselstroom, die hij, in samenwerking met Westinghouse, ontwierp en bouwde bij de Niagara-watervallen. Deze centrale maakte Edisons gelijkstroomsysteem op slag

antiek, zodat de oorlog van de stromen door wisselstroom gewonnen werd.

Het principe van de radio, door hem gedemonstreerd in 1894 en later door Marconi verder uitgewerkt.

Onderzoek aan het hele spectrum aan radiogolven en experimenten met röntgenstraling.

Het principe van draadloze energieoverdracht, door hem ontdekt, ook bekend als het tesla-effect.

Een vroege vorm van een zogenaamde 'theorie van alles'. Tesla probeerde het verband aan te tonen en met een formule te definiëren tussen elektriciteit, magnetisme en zwaartekracht.

Een meertrapstransformator, de teslatransformator, die (tot voor kort) in iedere beeldbuis-televisie gebruikt werd.

2-2d Tesla's elektriciteitszender

Omstreeks 1900 experimenteerde Tesla voornamelijk met hoogfrequente wisselstroom in een speciaal laboratorium in Colorado. Hier ontwikkelde hij o.a. zijn speciale meertrapstransformator, de 'teslatransformator'. In zijn laboratorium had Tesla een reusachtige transformator die meterslange vonken (zelfs bolbliksems) produceerde via een bol op een hoge mast die uit het dak stak. Door het enorme elektromagnetische veld van deze constructie kon Tesla lampen op honderden meters in de omtrek laten oplichten. Om deze grote magnetische velden op te kunnen wekken had hij grote spoelen in de grond ingegraven. Bewoners van het nabije stadje Colorado Springs klaagden bij de autoriteiten dat hij hen uit hun slaap hield bij zijn vaak nachtelijke experimenten die met spectaculaire 'lichtshows' en oorverdovend lawaai gepaard gingen. Toen Tesla ten slotte de generator van het plaatselijke elektriciteitsbedrijf liet doorbranden was de maat vol en werd zijn vergunning ingetrokken. Tesla ging terug naar New York om zijn testresultaten uit te werken. In het verlengde van zijn hoogfrequentespan-ningsexperimenten probeerde Tesla vervolgens elektriciteit door de lucht te transporteren. Daarom bouwde hij op Long Island een proefinstallatie met zendtoren, bekend als de 'Wardenclyffe Tower'. Maar toen bleek dat het stroomverbruik van eventuele afnemers niet te meten was, trokken de meeste investeerders zich terug. Bovendien zou bij eventueel succes het reeds bestaande elektriciteitsnet met alle investeringen in een klap overbodig en dus waardeloos zijn geworden. Uiteindelijk is door geldgebrek de toren nooit voltooid en heeft Tesla zijn idee ook nooit kunnen bewijzen met een demonstratie. In de Eerste Wereldoorlog werd de toren gesloopt en als schroot verkocht om gedeeltelijk zijn schulden te betalen.

2-2e Teslaturbine

Na het fiasco met zijn elektriciteitszendtoren probeerde Tesla nog geld te krijgen voor een nieuw soort turbine, de teslaturbine. In plaats van aangedreven te worden door druk tegen de schoepen, maakt deze turbine gebruik van de viscositeit van het erdoor stromende medium (stoom, gas of vloeistof). De schijven waar de turbine uit bestaat, worden als het ware meegesleept door het erlangs stromende medium. Als de schijven door een externe motor worden aangedreven kan deze turbine ook als pomp dienen. Hoewel bruikbaar als kleine turbine of pomp, waren demonstraties met grotere exemplaren niet erg succesvol en Tesla's hoop op nieuwe geldschieters vervloog. Tegenwoordig wordt zijn 'schoepenloze turbine' nog wel gebruikt als waterpomp, bijvoorbeeld in vijvers.

2-2f Persoonlijkheid

2-2fa Excentrieke geleerde

Tesla was het schoolvoorbeeld van de excentrieke geleerde en uitvinder. Zo was hij zijn leven lang erg gevoelig voor harde zintuiglijke indrukken en beweerde hij dat hij onweer op honderden kilometers afstand kon horen. Positief voor hem was dat Tesla vaak zeer gedetailleerde visualisaties had, waarin hij zijn machines kon laten 'proefdraaien' en zo, als het ware problemen met zijn uitvindingen direct zag en kon oplossen. In eigen woorden:

"Voordat ik een schets op papier zet, werk ik het hele idee in gedachten uit. In mijn hoofd verander ik de constructie, breng ik verbeteringen aan en zelfs laat ik het apparaat werken. Zonder ooit een schets te tekenen kan ik de maten van alle onderdelen aan instrumentmakers geven. Eenmaal gemaakt passen al die onderdelen, alsof ik de bouwtekeningen echt gemaakt zou hebben. Het maakt me niet uit of ik mijn machine in mijn hoofd of in mijn lab laat draaien. De uitvindingen die ik op deze manier bedacht heb werkten in dertig jaar zonder uitzondering altijd. Mijn eerste elektrische motor, de draadloze vacuümlamp en vele andere apparaten zijn allemaal precies zo ontwikkeld."

— Tesla, Nikola: My Inventions: The Autobiography of Nikola Tesla

2-2fb Neuroses

Tesla had een ernstige vorm van smetvrees, die soms zo verergerde dat hem het werken onmogelijk werd. Ook had hij last van neurotische dwanghandelingen, zoals een obsessie met het getal drie.

2-2fc Sociale omgang

Wat betreft intermenselijk contact was Tesla erg verlegen in de omgang met vrouwen. Hij is nooit getrouwd geweest, hoewel hij volgens geruchten een kortstondige 'relatie' had met Anne Morgan, de dochter van de bankier en investeerder John Pierpont Morgan. Volgens tijdgenoten ging het initiatief van Anne uit, zij zou tot op het obsessieve af verliefd op hem zijn geweest. Maar Tesla beantwoordde, volgens hen, haar liefde niet. Anne Morgan is ongetrouwd gebleven maar werd wel een bekende gastvrouw bij de elite van New York en een bekende filantroop die veel liefdadigheidswerk deed. Tesla had dus geen interesse in relaties met het andere geslacht maar hij had wel verschillende levenslange vrienden waaronder de schrijver Mark Twain.

2-2g Onbewezen claims van Tesla

Op latere leeftijd, toen hij steeds minder middelen en investeerders had om laboratoriumexperimenten op te zetten, sloeg Tesla een alternatieve zijweg in en was hij een dankbare bron voor de sensatiepers. Zo zou hij een 'dodende straal' hebben ontwikkeld, een aardbevingsmachine, anti-zwaartekracht, een apparaat om contact met buitenaardse wezens te maken en een manier om gratis en ongelimiteerd energie uit de ether te halen die door sommige van zijn bewonderaars nog steeds ter discussie wordt gesteld. Tegenwoordig bestaat er in de VS en Europa een groep liefhebbers van Tesla en zijn uitvindingen en veel uitvinders probeerden zijn (vermeende) uitzonderlijke uitvindingen na te bouwen. Zo werd zijn zogenaamde "aardbevingsmachine" getest in het Discovery Channel programma MythBusters. Ook op YouTube bestaan er verschillende amateurvideo's waarin zijn energiegenerator is nagebouwd. Ten gevolge van al deze aandacht, zijn deze uitvindingen een eigen leven gaan leiden in de populaire cultuur, waar ze opduiken in sciencefictionverhalen, spelletjes en films.

2-2ga Tesla's ethertheorie

Tesla bleef zijn leven lang een aanhanger van de tot het begin van de 20e eeuw gangbare theorie die het bestaan postuleerde van ether. De ether zou volgens de theorie als medium fungeren waardoorheen elektromagnetische golven zich in het luchtledige konden voortplanten. Met de publicatie door Einstein in 1905 en 1916 van de speciale relativiteitstheorie en de algemene relativiteitstheorie, kwam voor de voortplanting van elektromagnetische golven een nieuwe verklaring voorhanden, die de gepostuleerde ether overbodig maakte. Tesla noemde de theorie van Einstein, die materie en energie aan elkaar relateert en postuleert dat de ruimte gekromd wordt onder invloed van massa, in 1938 nog steeds onzin. Naar eigen zeggen had Tesla zelf een theorie uitgewerkt die voortbouwde op het werk betreffende de ether door Lord Kelvin, en waarmee zwaartekracht, materie en energie verklaard werden. Tesla heeft deze theorie nooit officieel gepubliceerd.

2-2h Heden ten dage

Heer Tesla heeft er iets beter vanaf gebracht en vele technieken van hem zijn nu nog werkende. Maar ook de energievoorziening getrokken uit het niets is iets waar men alweer de bewijzen van heeft dat het mogelijk is. Er zijn zelfs van deze torens weer gebouwd en werkende. Ook in de vorm van zogenoemde generatoren zijn al her en der geplaatst!
De naam Tesla is nu ook vallend in de auto-industrie maar vooral in de ruimtevaart. Kortom, de erkenning voor deze man is al volop gaande.

2-3 Belangrijke tijdsperiode

Sep 1, 1939 – Sep 2, 1945, genaamd de Tweede wereldoorlog, was een tijd waar in de techniek en wetenschap vreselijk hard gewerkt werd door alle toen kennende wetenschappers. Maar ook de nieuwe gedachtes in de wetenschap onder andere het werken met energie, frequenties en het uitwerken van de Quantumleer werden snel op tafel gelegd. Hitler maar ook zijn opponenten deden er alles aan om elkaar het leven moeilijk te maken. We weten van in de gelederen onder Hitler dat men technieken hadden die nog kort daarvoor vielen onder het woord "sciencefiction". In mijn vorige boek "Het lang verborgen geheim" heb je al vele documenten en zaken kunnen lezen over die tijd. Het was ook Hitler die hulp zocht bij beschavingen die reeds veel verder zijn.

Zo bezat Hitler de kracht, weliswaar in een negatieve vorm maar wel de kracht die liet zien dat de mens veel verder zou kunnen zijn als er dwang achter zit en ongelimiteerde resources ter beschikking zou hebben. Helaas is er veel verloren gegaan en hebben vele mensen voor niets hun leven gegeven.

2-4 Geheel terug in de tijd

Lang zijn archeologen bezig geweest om het leven van de mens in kaart te brengen. Niet dat het werkelijk lukte want er moest veel gegist worden wat bepaalde talen, afbeeldingen en tekenen moesten betekenen. We weten uit vele geschriften dat zeer hoge beschavingen voor ons uit waren geweest en dan praten we bijvoorbeeld over de Anunnaki, Maya's maar ook Tolteken, Egypte en zo vele anderen. Weinig wordt er gesproken over de steeds meer duidelijke aanwijzing van het ware ontstaan van de mensheid en dat via de Anunnaki (Hologram en Dimensies) maar ook de nog heersende groep die onderaards leeft en wel het Agartha volk (Het lang verborgen geheim).

Zoals we al lang weten, een mens kan pas zaken identificeren als men het object herkent. En dat is ook zo bij de vele geschriften maar ook afbeeldingen in welke vorm dan ook.

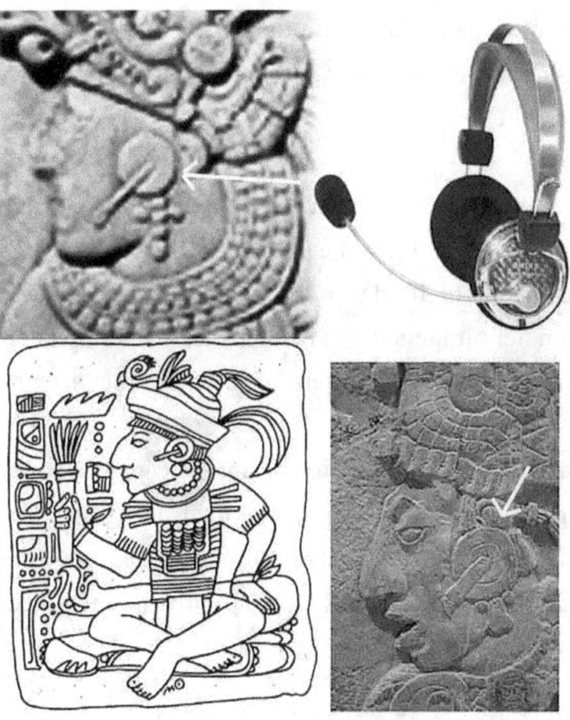

Pas nu begrijpen we wat we op oude afbeelden zagen: Koptelefoons, portable telefoons maar ook tablets en tot voorkort vreemde objecten worden nu pas herkenbaar. Zoals we Ufo's en vliegtuigen al herkenden, zien we dus nu nog meer "bekende" zaken.

Dingen die we trots op zijn dat we ze de laatste jaren (her)uitgevonden hebben! Ja, "her" omdat ze dus al duizenden jaren geleden er ook al waren volgens de afbeeldingen. Zo ook worden nu pas technieken duidelijk en voor de huidige mens herkenbaar, zoals het werken met energie, frequenties en zo voorts.

Zoals beschreven in 'Het lang verborgen geheim' zijn er dus nu nog beschavingen die deze technieken al voor duizenden jaren lang al gebruiken. De kunstmatige zon maar ook de vliegende schotels en de kracht van genezing zijn geen nieuwe zaken op deze aardbol. Nee, we schijnen keer op keer op reset gezet te worden en onze hersenen worden weer op simpel gezet om zo weer vanaf het begin te starten. We komen er niet onderuit dat de mensheid alsmaar gewist wordt en zodra we wijzer worden weer teruggaan naar het begin.

Het gaat veel verder en dieper en dan komen we op het punt ook al eens beschreven in het boek "Geloof en het geloven" waar we duidelijk hebben kunnen zien dat geloof altijd weer een of andere rol speelt in het opruimen van kennis en het uitdunnen van de mensheid. Keer op keer is het een of andere "god" die dan verschijnt en de zaak weer rechttrekt!

In principe is die "god" de eeuwige macht die van de absolute heerser alsmaar weer gebruikt wordt de minuut de mensheid zichzelf wederom niet in de hand kan houden. Onder natuurrampen die opgezet worden maar ook grote oorlogen of ziektes verdwijnt dan op dat moment heersende groep mensen en wordt de nieuwe start gemaakt.

Dit is ook nu weer bezig in de 21ste eeuw en werd dat ook duidelijk beschreven op wat stenen geplaatst als een monument in Georgia, Amerika wat een guideline is van de wereldorganisatie de Freemasons! Ondanks dat deze organisatie pas 4 eeuwen bestaat, hebben zij de ritualen veelal overgenomen van oudere organisaties. Dus door deze ritualen te bestuderen blijkt dat er wederom vanuit wordt gegaan dat de mensheid opgeschoond moet worden!

Door zeer diep te gaan in hun gedachtegang maar ook cultuur blijkt dat er veel verloren is gegaan en is de ware aard van het geheel en het "reguleren" van de mensheid uitgedraaid op een machtsstrijd en afbreken puur voor eigen gewin. De ware Energieniale krachten maar ook de oude leer is verdwenen naar een absoluut dieptepunt. Wat eens de wijze raad was, is nu een egotrippende groep geworden die de weg kwijt is.

In het boek "De missende link" heb ik me daarover al uitgebreid gelaten en zelfs bewijzen gezet over deze falende organisatie.

Maar we gaan daar zeker allemaal op terugkomen en wil daarom nu overspringen naar mijn volgende hoofdstuk wat de sprong is in het diepe van een menselijk leven.

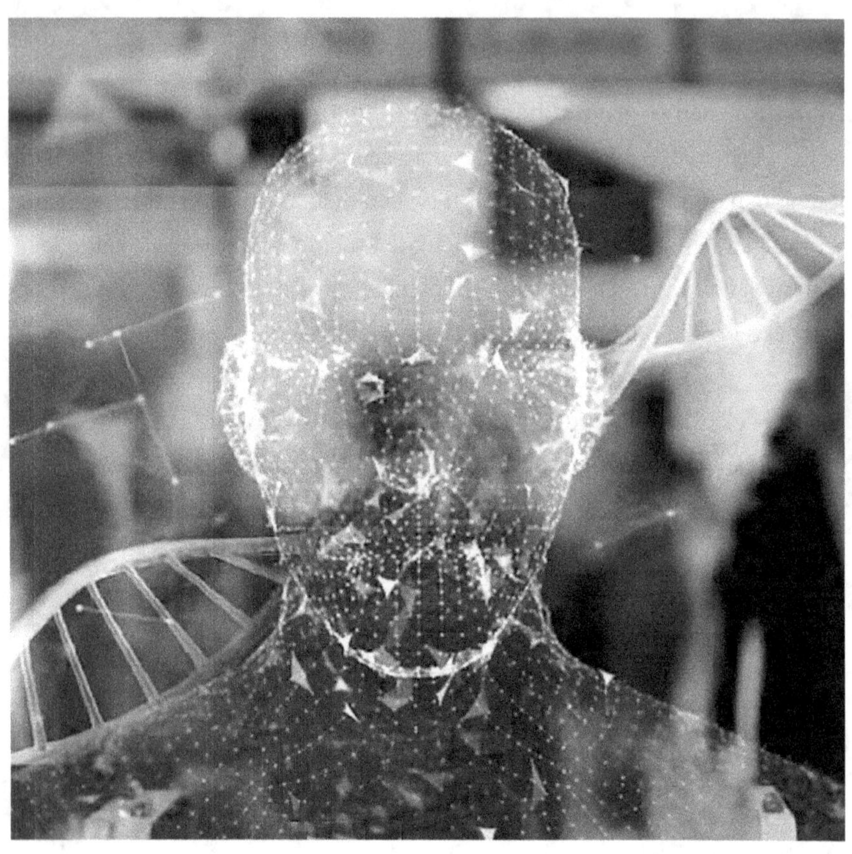

Hoofdstuk 3
Mijn persoonlijke Quantiversum

3-1 Mijn persoonlijke Quantiversum

We hebben nu wetenschappelijk veel gelezen over Quantum Energie en Mechanica. Maar er is na het boek "Het lang verborgen geheim" voor mij zeer veel veranderd en openbaar geworden. Door alle informatie en de vele bewijzen die ik onder ogen kreeg, was er een lang moment van "ik wil het niet weten, ik ben te ver gegaan". Ik werd bang en werd op het ware leven gewezen, het leven diep vanbinnen waar ik ineens met mijn menselijke hersen niet kon vatten.

Zoals ik al zojuist schreef, ik werd bang omdat het ineens duidelijk werd dat er een andere wereld is. Een wereld die niet zo is als dat we voorgeschoteld krijgen vanuit onze ouders en naasten in onze kinderjaren.

Op een gegeven moment besefte ik het dat ik de rode pil had genomen, de pil die in de film de Matrix aangeboden werd aan mr. Anderson. "Deze pil bestaat kennelijk" was mijn eerste gedachte en begon mijn boeken een voor een terug te lezen. Er gebeurde iets vreemd, de pil had ik kennelijk al lang geleden ingenomen en het proces wat ik doormaakte (en nog maak) blijkt al jaren een reis naar de waarheid van het leven te zijn. Ineens besefte ik dat de reis, die zich al lang aan het voltrekken was, nu op het punt was gekomen, met mijn laatste boek, waar de absolute waarheid achter het leven zich liet zien. Dat deze gegevens immens veel en massaal waren, merkte ik dat mijn hersenen werkelijk overuren maakte en ik nu al vele maanden in een soort coma ben tussen werelden in. In vele gevallen is het een droomwereld omdat het zo onwerkelijk is en ook nog eens moeilijk te omschrijven is met de hersenen die vele informatie niet hebben maar er wel mee geconfronteerd wordt. Was het, het punt van waanzinnig worden of het punt van de stap naar de ware wereld?

De reis tussen dimensies beschreven in mijn dimensie boek werd duidelijk en kreeg steeds meer inhoud maar zeker ook meer betekenis. Het werd steeds duidelijker dat we in het ware leven niet gebonden zijn aan een plaats maar gebruik kunnen maken van het geheel! Hoe groot dat geheel ook is.

Ik wil dat meteen hier illustreren met gevallen die ik in diverse dimensies tegen kom. Eerst denkend dat het dromen soms slechte dromen waren, besefte ik op een moment dat het voor mijn ogen afspeelde en ik NIET altijd in een slaap was. Het was werkelijk die dimensie wat ik blijkbaar op dat moment mee moest maken.

3-1a Andere wereld 1

Het immens hoog gebouw

In deze "andere" wereld heb ik te dealen met een Eiffeltorenachtig gebouw wat onmetelijk hoog is en met mega kabels met de grond verbonden is. Wil ik de bewoonde wereld daar bereiken moet ik op een van de hoogste verdiepingen door een smal gat kruipen wat kleiner lijkt dan dat mijn lichaam is en als ik dan door dat gat gekropen ben, na veel angst, beland ik aan de buitenkant van dit immens hoog gebouw. Nu moet je weten, ik heb van dag één van mijn leven een geweldige hoogtevrees en een trap van 3 treden laat mijn leven een hel worden. Toch is er iets vreemds want ondanks ik in mijn aardse leven nooit de angst van 3 treden heb kunnen overwinnen in deze dimensie gebeurt het en wel immens hoog boven alles! Nu, na dat gat hang ik buiten aan een gebouw in de koude wind met mijn hoogtevrees en moet aan een soort balkon gaan hangen op mijn kop naar de reling om zo bij de mensen te komen. Door alle angsten van hoogte, diepte en tijd naast me neer te leggen, haal ik de finale etage waar iedereen gezellig staat te praten en samen zijn. Wat ik ook doe, er is geen andere weg naar die mensen dan deze weg en zo ook niet in de herhalingsvoorvallen rond en om dit gebouw.

Nee, deze wereld is nog niet voorbij want zodra ik onder de mensen ga verdwijnen ze en blijken ze allemaal, niet via de buitenkant van het gebouw, maar via in mijn ogen een gemakkelijke weg. Uiteindelijk sta ik alleen in een ruimte wat het hoogste punt is van het gehele gebouw. Alsmaar zie ik de mega dikke kabels die het gebouw staande houden. Plotsklaps komen deze kabels losser en losser te hangen en het gebouw begint te bewegen. De enige weg terug voor mij is weer via het balkon op grote hoogte naar dat kleine gat kruipen om zo naar beneden te komen. De optie die in deze wereld de enige bleek. Totdat ik via een verkeerde beweging in de dikke grote kabel kom te hangen en met een noodgang richting de begane grond ga. Daar stopt dit voorval. Een voorval waar ik al meerdere malen in beland ben en ik nooit de in- en uitgang heb kunnen vinden die de mensen wel wisten van deze Eiffelachtige toren. Verder is het einde van dit verhaal nog steeds niet opgedoken want iedere keer op dat punt verdwijn ik in het niets.

3-1b Andere wereld 2

Het immens groot woonhuis

Deze dimensie is al honderden malen mijn leven gepasseerd en iets begrij-pelijker daar ik in mijn leven al vele malen ben verhuisd maar ook al vele huizen gebouwd en verbouwd heb. Doch, iets is er wat alsmaar spelende is en dat is de eenzaamheid waar ik in bezig ben in dit voorval.

Het verhaal:
Op een gegeven moment word ik gebracht bij een immens groot woonhuis met oneindig veel kamers en allemaal zeer sterk achter in onderhoud. De vele vertrekken hebben slechte daken soms vervallen daken en plafonds zijn er veelal niet. De muren zijn doordrongen door vocht en zijn in een vreselijke staat. Ramen en deuren zijn in dit geval niet te herkennen. Meestal is er dan een vertrek waar we dan voorlopig kunnen verblijven.

Ik ga aan het werk en begin zaken op te ruimen, verbouwen, opknappen en leefbaar te maken.

Hoe meer ik opknap des te meer bijbouwen/kamers blijken erbij te komen en er komt geen einde aan het opknappen en de leefruimte blijft beperkt. In de meeste gevallen praat je over megaruimtes als sporthallen zo groot maar ook kamers als balzalen. Let wel, alles is geprojecteerd in een woonhuis. De ruimtes zijn nat door lekkende daken maar de ruimtes zijn veelal ook hoog en moet met veel kunst en vliegwerk al deze constructieproblemen zelf oplossen. In alle gevallen krijg ik een deel bewoonbaar maar langzaam maar zeker eisen anderen identiteiten delen van het huis terug en dat zijn dan meestal de bewoonbare gedeeltes.

Uiteindelijk is het dat we zelfs ons eigen deeltje, eigen kamers van dat megahuis verliezen en we terechtkomen in het niets.

3-1c Andere wereld 3

Vliegveld zonder uitgang

Ook dit voorval komt regelmatig opduiken in mijn leven.

Ik beland met de grootste spoed op een luchthaven. Alles loopt mis en met veel op en neer geloop in eindeloze gangen beland ik bij een incheckbalie waar niemand is. Alles lijkt leeg en ben alleen in dat grote gebouw. Ik loop van de ene ruimte naar de ander en alsmaar zie ik voor een zeer korte tijd op een onmogelijke verre afstand mensen wegschieten, die ik dan achternaga hopende de uitgang te vinden. Wat ik ook doe, wat ik ook probeer, de balie om in te stappen blijft buiten mijn bereik.

Dan gebeurt er keer op keer iets vreemds want dan verplaatst alles plots-klaps naar een plaats van dat ik op het vliegveld (startbaan) buiten sta en achter een vliegtuig aan loop. Een vliegtuig niet bereikbaar en alsmaar steeds verder van me weg rollend. In deze cyclus is er een tweede alsmaar kerend voorval wat op de eerste twee situaties aansluit en dat is dat ik voor de tweede keer vanuit het niets in een keer in het vliegtuig ben wat overvol is maar zonder stoelen en ik niet gezien word door wie dan ook.

Wat ik ook doe niemand reageert. Wel is duidelijk dat het vliegtuig niet wil vertrekken zolang ik aan boord ben. Ondanks dat men mij niet ziet, is dat alsmaar spelende. Door me dan te gaan verstoppen in het allerachterste deel van het vliegtuig lijkt het erop dat het zal vertrekken al is dat nooit in welk voorval dan ook werkelijk gebeurd daar ik dan weggetrokken word in deze huidige wereld.

3-1d Andere wereld 4

Terugkerend voorval

Het aansluitende voorval wat ook alsmaar beleefd wordt, is dat het geen groot huis is maar een levensgrote stad! Een stad die dichtbij komt als de stad die ik eerder beschreven heb zittende op onze porch. Deze stadcyclus begint dat mensen daarnaartoe gaan inclusief ik. We komen in een gezellige straat vol kleine winkeltjes. Ik parkeer mijn wagen veelal op een groot plein met een grote kerk zoals de Notre-Dame en ga dan naar de gezellig lijkend winkelstraat. "Lijkend" schrijf ik want zodra ik ergens wil gaan zitten dan zijn de winkels leeg en is plotsklaps niemand meer. Veelal zie ik de laatste personen vertrekken maar er is geen personeel meer en ik ben alleen. Het lijkt iets zoals er met geval 1 ook gaande is, mensen trekken weg.

Ik loop naar buiten en de eens gezellige winkelstraat is leeg. Niemand meer te vinden. Ik raak de weg kwijt, ik loop straten in en uit totdat na lang lopen de grote kerk opduikt en ik mijn wagen geheel alleen op het grote plein zie staan.

In de wagen gestapt, ga ik rijden en kom dan in een deel van een ander voorval wat ook wel eens alleen opkomt en op dat punt terecht komt. Dat deel is de lange rechte straat die naar buiten die stad gaat en ik in een megagroot bos kom met allemaal rechte wegen zover je maar kunt kijken en waar je na elke 250 meter een links en rechts hebt en de keuze moet maken, links, rechts of rechtdoor! Achteruit is geen optie en word je ook niet geboden! Na vele straten genomen te hebben, zie je na een lange tijd de bewoonde wereld zeer ver voor je liggen. De ene keer is het onmogelijk om in deze stad te komen maar de andere keer is het wel mogelijk daar te komen en dan blijkt het in werkelijkheid die stad met die bewuste winkel- straat en zijn kerk! En zo beland ik dus in een wereld die zich eindeloos aan het herhalen is.

3-1e Andere wereld 5

Het contact met de buitenwereld

Dit voorval is een reis die ik veel maak en een reis is die me geen slecht gevoel geeft. Het maakt dat ik werelden zie zoals ze momenteel zijn in onze parallel Universum. De werelden die er zijn en waar ik dan als een identiteit zonder lichaam me kan bewegen en zaken op afstanden kan bekijken. Is het de dood? Ik geloof dat niet omdat ik denk dat we met ons huidige leven niet alsmaar van dood naar "levend" kunnen gaan. Dood is namelijk terugkeren naar de energiekern van het leven en daar is geen heen en weer in.

Het is wel in deze staat dat zeer veel zaken binnenkomen en ik helder kan zien en vragen wat ik wil weten. De antwoorden zijn helder en betrouwbaar. Er zijn dan geen leugens, geen haat en nijd!

De wereld die ik veel zie en veel meemaak ook al is het wanneer ik gewoon overdag voor me uit zit te kijken maar ook als ik waar dan ook ben. Locatie en tijd zijn niet van toepassing. Een van de geweldige zaken wil ik uitlichten en dat is als ik op onze porch ben.

3-1f Andere wereld 6

Dag en nacht ervaring

Je moet je voorstellen dat ons huis hoog tegen een heuvel staat, uitkijkend over een uitloper van ons dorpje Bou Barber genaamd en als je dan verder kijk, krijg je een ongerept landgoed met wat heuvels en uiteindelijk zie je de noordkant en de Caribische zee. Een geweldig uitzicht en rust uitstralend omdat de huisjes voor je geen overheersend stedelijk gevoel geven maar juist een landelijk gevoel.

Maar er zijn van die momenten dat ik beginnend op het vaste land aan de rechterkant megagrote gebouwen zie honderden meters reikend in de lucht en zeer ver in de zee. Een megastad met ultramoderne gebouwen waar zee en land geen rol meer spelen. Zeer indrukwekkend en ja ik zie dan ook dat er van alles omheen beweegt al blijft dat alsmaar wazig en heeft geen scherpe contouren zoals de gebouwen die ver en hoog reiken.

Een totaal andere wereld is daar gaande en is door mij duidelijk waar te nemen. Ondanks dat blijft de enorme rust bestaan en heb je niet het idee dat zo'n immens grote stad zo dicht in de buurt is.

Buiten die stad heb ik nog wel eens als het avond is en we dus in het donker kijken juist diezelfde kant uit wat alleen is verlicht door wat woonhuisjes, dat ik lichtbundels zie die hoog en ver de lucht ingaan maar ook licht wat weer terugkomt! Het lijkt erop dat er dan met laserstralen gespeeld wordt maar dan op een onaardse manier.

Nu schrijf ik onaards maar ik wil daarmee zeggen en aangeven dat ik tot vandaag dit nog nooit gezien heb in deze tijd dat ik leef. Het is duidelijk van een andere tijd net zoals de stad die er is en die niet tastbaar aanwezig is maar wel duidelijk waarneembaar is!

3-2 Wat zien we en wat horen we?

We zijn nu beland bij de bewering dat mensen menen dat we alles zien en horen!

De wetenschap heeft toch iets anders bepaald namelijk dat het oog alleen beelden kan zien die tussen de 430 – 770THz. liggen.
Dat wil zeggen dat er een zeer groot bereik is wat we niet kunnen of mogen zien!

Hetzelfde hebben we bij het gehoor waar de waardes liggen tussen de 20hz. - 20Khz.
Ook hier zijn er zeer grote delen die we dus ook niet horen.

Laten we zeggen 99.5% van de mensheid neemt alleen waar wat de twee ogen kunnen zien en oren kunnen horen! Dat maakt dat alleen maar een kleine groep is die meer ziet en hoort maar ook daarin nog verder kan gaan dan heden ten dage. Maar ook zaken die het oog wel ziet maar de hersen het niet weten te plaatsen daar er wat er gezien wordt niet voorkomt in het woordenboek van de menselijke hersenen. Het is nog niet gecategoriseerd en zo dus "onbekend" wordt betiteld. Maar het kan ook zijn dat het onbekende wel ergens in de energiewereld van jouw persoonlijke energie een bel laat rinkelen en zegt "het moet er zijn alleen waar vind ik het?"

We zien dat ook bij het horen waar mensen zijn die een absoluut gehoor hebben en veel meer en hoger en lager horen dan de doorsnee mens.

Met dat overgevoelig gehoor zijn tonen in het hoge en lage veld te horen en maakt dan het horen veel voller. Wel merk je dat door het beter horen, die mensen ook veel meer bij gesprekken zaken niet kunnen volgen zeker als er meer bronnen zijn die tegelijkertijd praten. Alles loopt dan door elkaar en is een wirwar aan geluiden.

We weten dat de mens meer kan horen dan dat we doorsnee horen. Kijk maar bij die personen die half of geheel blind zijn. Ze kunnen tonen horen weerkaatsen maar ze horen geluiden ook veel eerder en directer. Door het betere gehoor zijn ze toch mobiel en er zijn personen die met de tong klikken en dan aan het terugkomend geluid horen of ze veilig op hun pad zijn! Er zijn scholen die dat personen aanleren en een persoon kan zelfs zo zijn weg vinden.

Zo zien we dan mensen tot veel meer in staat zijn als dat men aanneemt. Men heeft de gehele mensheid deze zaken onderzocht en ook probeert toe te passen op die personen die het een of het ander moeten uitspoken.

Daarentegen is het ook weer frappant dat men personen de stempel geven dat ze in hun hersenen niet normaal zijn. Deze worden dan platgespoten of behandeld omdat ze andere dingen zien of horen. Die categorie is er ook nog en in vele gevallen kan het een hersenbeschadiging zijn en of heeft het te maken met drugbeschadigingen, maar er is een groep die wel degelijk zaken ziet en verder kunnen zien of denken. Eigenlijk dat laatste hebben bijna alle mensen en dat noemen we een "ingeving" of een "gevoel". Dat onverklaarbare is het deel wat men dus niet kan categoriseren maar wel signalen loslaat dat er iets is alleen dan zonder label.

De mensheid moet gaan beseffen dat er veel meer is om zich heen als dat de ogen, oren en reuk toelaten. Helaas als iets zwart is en men ziet niets dan is het label meestal dat het een leeg iets is. Nu, dat lege iets kan duizenden keren meer zijn dan wat we zien! Dat niets zien en er toch iets zijn, is wat Quantum nu langzaam maar zeker vrij aan het geven is.

In de eerder aangehaalde voorbeelden is dat al beschreven maar in mijn vorig boek heb ik het ook gehad over de beschavingen die niet op maar in de aarde leven. Nog niet pratende over de beschavingen die in verre stelsels voorkomen en we bijna niets van weten.

3-3 De kracht van moeder natuur

Dat er meer gaande is als dat we beseffen zien we in berichten die via een wetenschappelijk bericht op sociale media tevoorschijn kwamen. Helaas is de bron onbekend maar ik hoop dat dit bericht je aan het denken zet over wat er werkelijk gaande is in de natuur.

"In de overblijfselen van ontplofte kernreactor van Tsjernobyl is een schimmel ontdekt die straling eet.

In de vernielde kernreactor in Tsjernobyl is een zwarte schimmelsoort gevonden die radioactieve straling consumeert. Het bestaan van de schimmel werd al in 1991 opgemerkt, maar pas nu zijn de unieke straling-neutraliserende eigenschappen ontdekt.

Toen de schimmel bijna 30 jaar geleden voor het eerst werd geobserveerd, waren de onderzoekers verbaasd dat die überhaupt kon overleven in de hoogradioactieve omgeving.

Later bleek dat de schimmelsoort niet alleen het hoofd kon bieden aan de extreme omstandigheden, maar zich er ook toe aangetrokken voelde.

Nog een decennium later werden een aantal tests op de schimmel uitgevoerd, die vervolgens een aanzienlijke hoeveelheid melanine pigment bleek te bevatten – een stof die ook in de huid van de mens wordt aangetroffen, bijvoorbeeld ter bescherming tegen de schadelijke ultraviolette straling van de zon.

Mensen met een donkere huid hebben meer melanine in de huid in vergelijking met een lichtere huid en hebben dus een effectievere bescherming tegen de zon.

De bestudeerde schimmelsoort in Tsjernobyl beschermt zichzelf echter niet alleen tegen straling met behulp van melanine, maar zou ook in staat zijn radioactiviteit te absorberen en om te zetten in een of andere vorm van chemische energie voor de groei.

In een wetenschappelijk document dat in 2008 werd gepubliceerd, schreef onderzoeker Ekaterina Dadachova, toen actief op het Albert Einstein College of Medicine in New York, dat de radioactiviteit-etende schimmelsoort die in Tsjernobyl wordt aangetroffen waarschijnlijk niet de enige of eerste in zijn soort is."

Tot zover wil ik het artikel aanhalen en ik denk dat je door gaat krijgen wat werkelijk achter de natuur schuilt. De aarde wordt aangenomen dat deze 4.5 miljard jaren bestaat en we weten uit de vele overblijfselen dat de aarde zichzelf herstelt of aanpast aan de omstandigheden. Zo zien we dus hier bij de eerste werkelijk bekende atoomramp Tsjernobyl dat de natuur de kracht heeft zich te herstellen. Nog duidelijker is de krachtige atoombom op Hiroshima wat deze stad en omgeving totaal verwoestte in 1945. Ook deze stad is weer geheel opgebouwd en dat kon omdat de radioactiviteit relatief laag was omdat de bom was afgegaan 600 meter boven het aardoppervlak. Ondanks dat konden de mens en natuur weer doorgaan in hun weg die gegaan moest worden.

Doch het gegeven dat een schimmel zijn werk doet in een Tsjernobyl is wederom een bewijs dat de mens zich niet moet bemoeien met het verloop in de natuur en de gehele Quantiversum. De mens ziet te beperkt en heeft niet een algeheel inzicht van wat het leven is en dat maakt dat de mens eerder het geheel beschadigt dan dat het een positieve meerwaarde geeft aan dat geheel.

Door het ingrijpen van de mens zien we juist in deze tijd vreselijk grote natuurrampen.

-We hebben de branden in Australië.

-De vele aardbevingen.

-Meer oude vulkanen die plotsklaps actief worden.

-De sprinkhanenplaag in Afrika.

-De explosie van de vleermuizen.

-De vreemde geluiden.

-De mysterieuze branden waar bomen gespaard blijven maar plastic en metaal smelten vanuit een krachtbron ver boven ons.

-De vele meters hoge golven uit het niets in een binnenmeer!

De wereld staat op zijn kop en we denken zaken te kunnen manipuleren zoals we nu zien na de branden in Australië waar, na menselijk ingrijpen de ene storm en andere overstroming gaande is doordat de mens dacht regen te kunnen aanwakkeren via chemicaliën.

Terugkomend om en rond het herstellen van de natuur is het duidelijk dat er veel meer is als dat wij kunnen zien, voelen, horen en beseffen. In de boeken "Dimensies" en "Hologram" ben ik al ingegaan in deze materie en ik dacht dat het al duidelijk moest zijn wat er gaande is om ons heen. Doch bij nader inzien leek het me beter, zeker na de uitgifte over het boek "Het lang verborgen geheim" om zaken toch nog verder uit te diepen. Duidelijk is in de verstreken tijd tussen deze 3 boeken dat er rond ons weer veel is gebeurd. Zo hebben we de opmerkelijk berichtgeving die veel aan het loslaten is. De vele informatie die momenteel vrijkomt bij de huidige rampen maakt dat deze weer eens dieper uit gewerkt kunnen worden.

3-4 Verdwijningen

Is het je opgevallen de verdwijningen van bekende personen?

De nieuwe wereldorde is achterhaald en is verschoven naar kwantum wereld, als voorbeeld kan je de natuur nemen. Ook daar zie je dat er alsmaar
een komen en gaan is maar ook verschoningen. Maar de mens denkt er
anders over en vele denken het leven te kunnen rekken, weer andere denken
door dubbelgangers in te zetten dat ze hun leven kunnen sparen. We zagen
het al bij bv Hitler maar ook Obama en huidige wereldleiders maar ook
artiesten en voor het systeem andere belangrijke personen.

Wat opvalt is de manier hoe het gaat. Het is een doorzichtig spel en een te
opvallend spel. Komt een belangrijk figuur in de knel dan is het de dub-
belganger die ingezet wordt en de ware persoon trekt zich terug of hij/zij
wordt doodverklaard zoals we zien met de hele ophef rond Jeffrey Epstein,
deze man is niet vermoord! Ook groten als Steve Jobs is een duidelijke
vraag of deze wel overleden is.

Het mooie en duidelijkste voorbeeld is wel Hitler waar nu via geheimen
diensten vastgesteld is dat deze nog lang geleefd heeft en ook regelmatig
op bepaalde plaatsen gefotografeerd is.

De poppetjes van het systeem is en gaat zeer diep en deze "aardse" personen
zijn blijkbaar in de wereld nodig om door te kunnen gaan met hun doel.

Maar dan is de vraag nogmaals "wat is hun doel?" en daar zullen we hier
een antwoord op krijgen. We gaan eerst even kijken wat er nu momenteel
gaande is en dan praten we over de wereld die geheel een 180 graden
heeft gemaakt en we nu ervaren dat na duizenden jaren, we wederom in
de zoveelste herhaling zijn terecht gekomen.

3-5 Grote veranderingen

We zien momenteel het uiteenvallen van de "gevestigde" orde. We hebben het vertrek van Engeland uit de EU gezien. Wat opmerkelijker is, zijn de vele rapporten over zaken die vroeger geheim waren en nu openbaar gemeengoed zijn! In deze rapporten kan je veel uit opmaken hoe men in het verleden zaken afhandelde of verborgen hield. Door dat vrijgeven is de werkwijze opengelegd en kun je dat redelijk nauwkeurig terugleggen in de huidige tijd. De gevallen kunnen wel anders zijn, de handelswijze is nog steeds op dezelfde manier! Waar je dan van denkt dat deze mensen misschien zelf niet inzien dat de zogenaamde geheime zaken die nu spelen niet openbaar gemeenschapsgoed zijn geworden.

Een voorbeeld:

Het gegeven dat Hitler betaald werd door de Vrijmetselarij en het RK geloof maar in het bijzonder de joodse top, is nu geen geheim meer want dat is in CIA-rapporten terug te vinden. Maar wat zien we nu anno 2020. De meest grote vijanden hebben belangen in elkaars werk en vormen buiten alles om een organisatie! Grote multinationals maar ook diverse miljardairs slaan alsmaar de handen in een, om bepaalde machten te verkrijgen. Het laatste is in het nu slepende corona farce. Waar zelfs de medische wetenschap onder valse voorwendsels mensen veroordelen tot ongeneselijk ziek of zelfs dood! Die angst die er nu is wordt omgezet in onmacht en zo kan de elektronische deel van de macht het heft in handen nemen.

Dit is een van de vele voorbeelden die nu spelende zijn. Voorbeelden die allemaal perfect in elkaar passen maar ook blauwdrukken zijn die in de oude geschiedenis keer op keer weer gebruikt worden. Vergeet niet dat het gehele levensscenario geschreven en afgewerkt wordt door een zeer oude beschaving die al duizenden jaren ons lot bepaalt. Dat maakt dat we dus niet volgens de patronen van moeder natuur handelen al komt het er soms aardig dichtbij. Want wat we ook doen, we werken niet volgens de Quantum natuurwetten die de werkelijke weg openleggen van ons leven.

En wederom komt dan de vraag "wat is hun doel?"

In het vorige boek "Het lang verborgen geheim" wat ging over leven en dood maar ook de diverse werelden, is al duidelijk beschreven dat we tot de dag van vandaag bestuurd en geleid worden door een hogere macht. Duidelijk is in alle geschriften maar ook in de wetenschap en boeken vanuit het geloof, dat we als mens niet alleen maar ook als groep zonder een leider kunnen! De mens is duidelijk een kuddevolk wat geleid moet worden al is het zelfs naar de ondergang!

Ook dit zien we nu wederom gebeuren en er zijn maar een handjevol wakkeren die zien wat er werkelijk voor een spel gespeeld wordt. Zelfs de groepen die pretenderen voor vrijheden te staan en de mensen de ware weg voorhouden, worden toch gedreven en gestuurd door die hogere macht.

Lang heb ik verondersteld dat de absolute hogere macht de vrijmetselarij was en hun geheime 34 graad maar door in de geschriften te duiken, blijkt uit deze oude geschriften dat ze alleen de messengers zijn. Gedreven en geleid door ritualen en oude gebruiken die in de vele duizenden jaren verbasterd en afgewaterd zijn.

Nu zal je zeggen dat de vrijmetselarij nog geen duizenden jaren bestaat en ja dat klopt, toch is deze organisatie een opvolging van oudere clubjes die weer opgeheven zijn, simpel omdat ze in die tijd te doorzichtig of te bekend werden. Dat zullen we ook gaan zien in de vrijmetselarij die over zal gaan naar een geheel nieuwe organisatie daar te veel ogen op hen gericht zijn. De vernieuwingen zijn nu in gang gezet en is mooi te zien wat er nu voor in de plaats aan het komen is. Ook frappant is dat men zelf in de organisatie nog niet weet dat dit reeds lopende is want dan zou ook weer de kern die opengebroken is de nieuwe organisatie in gevaar brengen.

Nieuwe wetten, nieuwe regels zien we nu in deze tijd opduiken. De rechters meten met twee maten maar ook beslissingen en handelen van overheden zijn geheel tegen de overeengekomen protocollen en wereldregels! Dat maakt weer de protocollen van Sion zo interessant want ook daar zie je dat hetzelfde spel al gespeeld is geweest.

En dan diepen we even in de kleuren van de vrijmetselarij, al zal deze club dit alles ontkennen!

3-6 Kleuren

Kleuren Paars en (donker) Groen
Met daarnaast Zwart en Wit

Paars

In de Romeinse tijd was het dragen van paarse kleding voorbehouden aan de hogere standen. De paarse kleur werd gewonnen uit de purperslak, die hierdoor vrijwel uitgestorven is.

Paars heeft als rooms-katholieke liturgische kleur een betekenis die samenhangt met boete doen en wordt gebruikt voor de advent en vasten oftewel veertigdagentijd (de tijd voor Pasen). Tegenwoordig wordt paars ook gebruikt voor begrafenissen.

Licht paarse of roze kleuren staan in de tegenwoordige tijd voor vrouwelijkheid.

In de Nederlandse politiek heeft paars een speciale bijbetekenis gekregen, in de vorm van twee paarse kabinetten bestaande uit liberalen (VVD) met de kleur blauw als symbool en de socialisten (PvdA) met de kleur rood als symbool. Van deze kabinetten maakte ook D66 deel uit. In België was een vergelijkbaar 'paars' van 1999 tot 2007 aan de macht, tot 2003 ook als 'paars-groen', omdat de milieupartijen Agalev en Ecolo deelnamen aan de regering.

De kleur paars wordt ook wel gezien als een symbool voor passie, inven-
tiviteit, inspiratie, originaliteit en spiritualiteit.

Groen

Groen geeft vooral een associatie met nieuw leven, jong, fris en vers, en
verder met prilheid en natuurlijkheid. Het is ook de kleur van de hoop en
de vrede.

Vanwege deze associatie worden nieuwkomers of onervaren personen
(bijvoorbeeld in het leger, op zee, in studentenverenigingen) vaak aangeduid als 'groentjes'. Een ontgroening is een proces of ritueel waarin ze
'ingewijd' worden. Verder kan 'ontgroening' ook toezien op het afnemen
van het aandeel jongeren in een samenleving.

Sinds het ontstaan van de milieubeweging heeft deze de kleur groen als
symbool gebruikt.

Ook worden producten en processen groen genoemd als ze gunstig zouden
zijn voor het milieu: groene stroom, groen gas.

Als liturgische kleur wordt groen gebruikt op zondagen door het jaar na
Epifanie en na het feest van de Heilige Drie-eenheid. Het feest van de
heilige Drie-eenheid zelf heeft als liturgische kleur wit.

Groen in de islam staat onder andere symbool voor het paradijs.

Groen is een van de Pan-Afrikaanse kleuren.

Groen is voor de meeste mensen een rustgevende kleur, in tegenstelling tot
bijvoorbeeld 'agressievere' kleuren als rood, oranje en geel. Daarom wordt
groen (evenals blauw) veel voor wegwijzers gebruikt en heeft groen vaak
de betekenis 'veilig, in orde, doorrijden of -lopen', bijvoorbeeld op seinen
en verkeerslichten, en ter aanduiding van (nood)uitgangen.

Dit is niet altijd zo geweest. Voorheen betekende groen bij de Nederlandse spoorwegen dat er met lage snelheid gereden moest worden. Voor veilig werd toen wit gebruikt (wat thans nog bij onbeveiligde overwegen voorkomt).

In de scheepvaart is het navigatielicht aan stuurboord groen (bakboord is rood).

Vanwege de mogelijkheden van camouflage wordt groen veel gebruikt in uniformen van soldaten, met name voor de landmacht. Vaak wordt dit gecombineerd met grijs of bruin. Uiteraard werkt deze camouflage slechts in gebieden met veel vegetatie; in bijvoorbeeld een gebergte, sneeuwgebied of woestijn dienen andere kleuren te worden gebruikt.

In de kleurcodering voor elektronica staat groen voor het cijfer 5.

Een van de moeilijkste aspecten van het realistisch schilderen van een landschap is het gebruik van de juiste kleur groen. Het menselijk oog merkt een miniem nuanceverschil groen, in tegenstelling tot andere kleuren, direct op. Om een natuurlijke kleur te bereiken kan daarom de verf nooit direct uit de tube worden gebruikt, maar moet altijd worden gemengd.

Zwart

Zwart wordt vooral in het Westen algemeen geassocieerd met de dood en droefheid. Weduwen en weduwnaars gaan daarom veelal in het zwart gekleed. Zwart is de liturgische kleur tijdens begrafenissen.

Zwarte kleding wordt ook veel gedragen door christelijke priesters en kloosterlingen, en zwart is dan vaak zelfs een voorgeschreven kleur.

In de islam staat de kleur zwart voor de opstand en de eindstrijd tussen de moslims en de goddelozen, waarbij de moslims het zwarte strijdvaandel voeren. De profeet Mohammed voerde een zwarte oorlogsvlag. Ook de Rashidun, de Abassiden en verschillende jihadistische bewegingen voeren een bepaalde variant van de zwarte vlag.

Verder staat zwart voor rijkdom, waardigheid en stemmigheid, wat zich bijvoorbeeld uit in dure zwarte maatkostuums en auto's.

In de kleurcodering voor elektronica staat zwart voor het cijfer 0.

Zwart is anderzijds ook een modekleur die feestelijkheid kan aanduiden. Sinds het laatste kwart van de twintigste eeuw wordt veel zwart gedragen met Kerstmis. Bepaalde subculturen, zoals de goths, dragen ook bij voorkeur zwarte kleding. Ook lingerie bestaat naast huidkleuren en wit ook in zwart.

Wit

Wit wordt over het algemeen gezien als de kleur van de reinheid en zuiverheid. Daarom draagt bij een huwelijk de bruid vaak een witte jurk, hetgeen de maagdelijkheid van de vrouw symboliseert. Zo zetelt ook de Amerikaanse president in het Witte Huis.

In de Chinese cultuur is wit de kleur van de dood. Door het Nederlands koninklijk huis werd bij de begrafenis van Koningin Wilhelmina wit als rouwkleur gebruikt, omdat het tevens de kleur van de opstanding is. De weduwe Koningin Emma droeg ook veel wit. De begrafenis van de Belgische koning Boudewijn in augustus 1993 - georganiseerd door zijn weduwe Fabiola - was ook deels in het wit.

Witte ruis is een term uit de akoestiek en de elektronica. Het wil zeggen dat in een geluidsspectrum alle frequenties even sterk aanwezig zijn. Een witte-ruissignaal wordt vaak gebruikt om een meetkanaal te ijken. Naast witte ruis is er ook bruine ruis en roze ruis.

Tijdens een oorlog wordt met het tonen van een witte vlag bedoeld dat men zich overgeeft aan de tegenpartij.

Wit wordt gebruikt als liturgische kleur, op Pasen (de kleur van de opstanding) en voorts tot Pinksteren (ook op Witte Donderdag); in de Kersttijd tot en met Epifanie en op alle feesten en heiligenfeesten die geen martelaar betreffen.

In de kleurcodering voor elektronica staat wit voor het cijfer 9.

Nu gaan we even wat beschrijvingen hier uitlichten omdat ze veel te maken hebben in hoe onze geschiedenis maar ook toekomst is opgebouwd.

Ja, kleuren verraden veel en zijn zelfs nog belangrijker als waar mensen zich aan vastklampen namelijk symbolen.

We zien bij de elite dat paars en groen belangrijke kleuren zijn en in de lagen die boven die elitegroepen staan, hebben zwart en wit de overhand en dan praten we over de Vrijmetselarij. Dat komt ook tot uiting bij de omschrijving van de kleuren;

Paars
Hogere standen
Rooms-katholieke
Passie
Met andere woorden; de personen die boven de gewone bevolking staan.

Groen
Nieuw leven
Jong
Fris en vers
Prilheid
Natuurlijkheid

Het paradijs

Dit is de kleur die we zien bij veel kindermisbruik en handelingen die in verband worden gebracht met het jonge leven en het jong blijven.

Zwart

Dood

Droefheid

Rijkdom

Waardigheid

De kleur die veel voorkomt in de absolute top en vele verwarren met satanische gebruiken en rituelen maar in werkelijkheid de link zijn naar de absolute groep op de aarde levend.

Wit

Reinheid en zuiverheid

Zich overgeven

De reinheid die deze absolute top meent in te leven en voordoet dat ze machtig en schoon zijn van alle "zonden", lees misbruiken en ritualen.

Door deze kleuren wordt per geval aangegeven in en uit welke hoek bepaalde bedrijven, evenementen of handelingen plaatsvinden. En ook op deze manier geeft men vanuit de absolute top de codes door waar men mee bezig is. Vergeet niet, kleuren zijn frequenties en die frequenties zijn de macht van de absolute top!

3-7 Geen tijd, alles op een lijn

Wetende dat tijd een menselijke beperking is, blijf ik er dan ook in geloven dat ik getuige ben van het zien en beleven van andere dimensies en een parallel universum wat ons leven maakt maar ook ons leven bepaalt. Veel heb ik hier al over geschreven en in de boeken Hologram en dimensies ben ik diep in deze materie gedoken. Door het hanteren van geen tijd werden in

de Quantumleer al vele zaken duidelijker en de Quantumleer zelf bewees
in vele gevallen ook dat tijd een menselijke beperking is en zelfs in deze
leer niet bestaat. Dat maakt dan ook dat om meer te weten te komen, men
nu op het punt gekomen is dat de Quantumleer zaken gaat openbreken.
En veel dieper gaat als welke leer er tot op heden gehanteerd wordt ook
door de machtigen der aarde. Let wel, ik praat hier nog NIET over de ware
groep die de gehele aarde regeert en dirigeert. Deze is namelijk wel op
de hoogte van diverse Quantumregels en daarom veel gezien worden als
buitenaards, engelen, Ufo's en buitenaardse wezens! Veel van wat we in
de honderden jaren registreerden, heeft allemaal te maken wat er op deze
aarde spelende is en veel kan teruggebracht worden naar deze aarde. Ja, er
zijn ook buitenaardse inmengingen nu nog, maar de kern van deze hogeren
der hogeren zijn ook niet van de aarde afkomstig. Doch, deze groep heeft
zich ontwikkeld tot de heersers van ons menselijk ras.

Maar wat heeft dat nu te maken met de Quantumleer en het uiteindelijke
Quantiversum.
Goed, laten we duiken in deze materie.

Hoofstuk 4
Quantumleer

4-1 De Quantumleer

Zo komen we op een Quantumleer maar zeker in de Quantumenergie die mogelijke verklaringen heeft van wat we niet zien en horen en in de volksmond doorgaat als zaken die niet bestaan!

In vele jaren wordt mijn leven moeilijk gemaakt door mensen die blijven herhalen dat ik vele zaken verzin en dat vele zaken van mij onder conspiracy vallen. Op zo'n moment moet ik denken aan de erfenis die ik van mijn opa heb mogen ontvangen van een absoluut gehoor maar ook het voelen, zien van zaken om ons heen. Vele jaren wordt het voor mij moeilijker en moeilijker omdat er buiten de vele verwarde geluiden van de mensen, ook de vele frequenties op me af komen als een absolute stoorzender. Daarnaast is het ook zo dat ik bouwwerken zie, zoals eerder al aangehaald, die niemand anders ziet en dat er ook druk gebruik wordt gemaakt van het luchtruim. Deze verklaringen hebben me al in vele problemen gebracht maar hoe dan ook, alles wat ik al in het verleden heb verklaard, berust op waarheid.

Toen men mij de stempel "Oracle" gaf, was het helemaal een bevestiging voor velen dat er iets goed mis was. Ja, ik zie objecten niet als een regulier object maar als energie of te wel frequenties. Iets wat we nog uitgebreid over gaan hebben. Zo zie ik bij de mensen de ziektebronnen maar ook hun gehele leven. Ook weet ik met de energie om te gaan en rond de wereld is het mogelijk deze energie aan te pakken en in andere banen te leiden. Dat gehele energiegebeuren heeft geen grenzen en zelfs de Quantumenergie is een medium met onbeperkte mogelijkheden die ver buiten het menselijke omgaat. Hier praten we niet over alleen gezondheid of situaties maar ook dagelijkse zaken zoals ook het menselijk denken en handelen!

4-2 Quantumenergie

Quantumenergie is de bron van het Quantiversum wat het absolute geheel is en een wereld is wat zich beweegt tussen alle frequenties die in de natuur of te wel Universum bestaan. Door het zien van een groot deel van deze energie maakt het wel duidelijk dat we als mens verarmd zijn en we alsmaar ons vastklampen aan geschriften die niet in de context zijn geschreven zoals vele personen deze lezen en interpreteren. Daardoor is men sterk als mens afgedwaald en is de mens nagenoeg energieloos. Dat we in deze staat zijn, is duidelijk daar de vele huidige wezens, die nog wel een deel van de gave hebben, wij liever deze mensen opsluiten en belachelijk maken dan dat men zich gaat afvragen hoe we de mensheid weer op een hoger Energieniaal peil kunnen brengen.

Terugkomend op mij, zelf ben ik in de jaren dat ik leefde achter krachten gekomen waar ik nog nooit eerder bij stil had gestaan. Door het zien van hogere frequenties maar ook het werken met deze frequenties gingen vele werelden open daar de menselijke beperktheid verdwenen is. We hadden in het verleden meer van deze hoogbegaafden en vele uitvindingen zijn ontstaan uit de wereld van de energie die op een bepaald moment bij een persoon openbreekt en de informatie verschafte. Nu, stel je voor dat je onbeperkt, zonder een zwak moment, met deze informatie kan werken en dat je kan horen, zien en voelen wat een mens kan bewerkstelligen als deze de ware kracht weer zou kunnen ontvangen en gebruiken? Vele sektes en ondergrondse clubjes proberen deze wijsheid te verkrijgen door oudere geschriften te gebruiken en te interpreteren maar beschermd zoals deze informatie is, is het onmogelijk om deze op die manier vrij te krijgen. De duivel en de vele ondergrondse demonen zijn daarom dan ook allen dwalende figuren die niets teweeg kunnen brengen.

Met alles wat ik zie in de frequentie wereld en zoals ik het Quantiversum mag meemaken is het duidelijk dat de menselijke wezens blind en doof daarvoor zijn. Dat verklaart het belachelijk maken van diegenen die wel deze gave en hun connectie hebben. Ik kan u zeggen dat in de 66 jaren dat ik nu leef, ik maar 1 persoon ooit ben tegengekomen.

4-3 De huidige Quantum superwereld

We lezen veel over de Quantummechanica, Quantumleer en ook wel wat over de Quantumenergie maar dat laatste wordt veelal gekoppeld aan de aardse vorm die we kennen over dat deel.

Men is nu in de loop van de Quantumleer erachter gekomen dat er veel meer aan het spelen is dan getallen op een wit blad papier of computerscherm. Steeds meer is niet te beschrijven en te verklaren door logisch zaken op een rij te zetten. De Quantumleer heeft namelijk een toegang in de, voor de mens, onverklaarbare wereld. Dieper, verder en met de alsmaar terug-kerende vraag "waarom".

Doordat ik in de energiewereld dook en geheel me eraan over gaf, liet ik de informatie die ik binnenkreeg haar beloop. Dat maakte dat ik tot de Energieniale boeken kwam waar veel beschreven staat wat ook voor mij onverklaarbaar is. Onverklaarbaar zijn ook de vele voorvallen, de vele werelden maar ook de vele regels die ik getypt heb en eerlijkheidshalve ook niet kan verklaren. Door het beloop zijn gang te laten gaan in deze wereld kwamen er zaken naar boven die ik zelf moeite mee heb en niet kan verklaren. Doch door het vele lezen van de oude geschriften maar ook de vele verklaringen zijn in de loop der jaren vele puzzelstukjes in elkaar geschoven en ben ik in werelden die mega mooi zijn en wel maakt dat ik steeds vaster besloten ben dat ik op deze aardbol niet meer thuishoor. Mijn leerschool heb ik gehad, de informatie is opgeslagen en ik zou o zo graag nu willen uitdiepen wat me vele jaren geleerd is.

De superwereld ligt in mijn bereik en ook vele theorieën worden duide-lijker al ben ik volgens aardse normen niet wetenschappelijk onderlegd en zeker niet een van de studies gedaan die me meer wetenschappelijk inzicht zouden moeten geven. Nee, helaas ben ik een autodidact die met zelfstudie, veel interesse in het diepe leven en alsmaar vragen stel, wel tot deze wereld doorgedrongen.

4-4 De vele krachten, de andere opzet en de mega verschuivingen.

In al die diverse onderdelen van de Quantumtheorieën blijkt dat de huidige gegevens geen waarde meer hebben daar men een zeer grote stap heeft gemaakt in de Quantumwereld.

Men heeft duidelijk moeite met de flexibiliteit van deze tak van de wetenschap. Weer andere willen er gemakkelijk vanaf komen en gooien alles wat niet verklaarbaar is onder deze wetenschap. Men maakt van de gehele Quantumwetenschap een vuilnisbak en een ratje toe aan onverklaarbare theorieën.

Dat alles maakt dat men werkelijk door de bomen het bos niet meer ziet en er helaas een beetje "aangerommeld wordt" met alle informatie die vrij aan het komen is.

Door simpel zaken op een rijtje te zetten en de informatie zijn gang te laten gaan, zijn er werelden opengegaan die niet via ritualen of simpel bestuderen van regels vrijkomen. De energiewereld is een wereld die zich niet zondermeer vrijgeeft daar deze door de aardse bron beschermd wordt. Daarom lopen experimenten verkeerd af of worden menselijk falen afgestraft. We weten dat er ongekende krachten zijn die grote vernietigingen tegen gaan. Er zijn vele rapporten van bommen die niet willen ontploffen en aanvallen gesaboteerd worden. Zelfs alle grote leiders die oorlogszuchtig waren, zijn maar tot een bepaald punt kunnen komen. Of het nu Rusland, China of Amerika is of laten we even Hitler erbij betrekken, NIEMAND heeft de wereld in handen gekregen omdat het niet toegelaten wordt. Datzelfde zien we nu in 2020 met ons fake virus waar wederom een poging gedaan wordt naar deze macht, maar gezien dat China weer de normale levenspatronen heeft opgepakt zoals menig ander land is ook deze poging een mislukking!

Die mysterieuze kracht is een kracht die zich niet laat zien maar er wel duidelijk is. Het is de kracht die in deze periode uitgestraald wordt over de aardbol.

4-5 Quantiversum

We gaan nu in de wereld van het Quantiversum.

Klopt, weinig of niemand heeft hierover geschreven en ik weet ook niet of er al publicaties zijn over de "bron van het leven" genaamd Quantiversum.

Ik wil daarom even wat zaken stapsgewijs doornemen om duidelijk te maken dat het Quantiversum het absolute geheel is waarin leven bestaat maar ook leven creëert en ook weer terugneemt.

Zolang de mensheid bestaat, is er de vraag van wat leven is en de vragen over het nut van het leven. Op die vragen ben ik regelmatig ingegaan en dan kom je op een antwoord wat menig mens niet wil horen. Zie het leven als bloed dat door een lichaam stroomt en zorgt dat het lichaam de nodige stoffen krijgt op de plaatsen waar het nodig is.
Zo zie je dus dat er meerdere levens zijn want er zijn meerdere lichamen met bloed. Wat wij als mens zijn, is een simpele bloedcel in het geheel, die ene bloedcel heeft een kans het lichaam te verlaten als er een beschadiging is maar zal in principe zijn eeuwige weg moeten volgen in dat ene lichaam. Diezelfde bloedcel is dus de nodige energieleverancier en zorgt voor die energie die er nodig is om dat ene lichaam, die ene wereld, aan de praat te houden.

Zo kan je dan zien dat het ene lichaam een deel is van miljarden andere lichamen en samen is het een machtige energiebron die het algehele dient!

Het slechte bericht is dus dat je als enige bloedcel maar een micropuntje bent in de gehele energiewereld en eigenlijk als een energiebron (als slaaf) je geeft voor het algehele.

Nu wil ik even bij die bloedcel komen die de kans heeft dat lichaam te verlaten. Deze cel zal kort na die daad vroegtijdig sterven en dat kan verschillende redenen hebben. Veelal offert zo'n cel zich op voor het algemene, bijvoorbeeld de wond te zuiveren of te genezen van het master lichaam. En zo heeft dan die cel zich opgeofferd, net zoals de ene mens die eerder sterft dan een andere mens.

Hebben we nog ook nog zoiets van bloedtransfusie en in die categorie is de mensheid al de fout in gegaan. Je gaat energie wat bestemd is voor dat ene lichaam verplaatsen naar een ziek of zwak lichaam. Dat wil zeggen dat de mens zichzelf zwak aan het maken is. Een nog mooier voorbeeld is het gerommel met donoren van organen of ledematen! Hier is de mensheid totaal de mist ingegaan en dat blijkt wel nu men zover is dat men bijvoorbeeld het lichaam zelf kan laten genezen. Het begin is gemaakt in de tandheelkunde waar tanden weer terug groeien maar ook al ledematen via stamcellen weer terugkomen op plaatsen waar die behoren te zijn. Deze technieken zijn vanuit het lichaam met eigen materiaal eigen energie!

Dus het leven in de huidige tijd is het totaal zwak maken van je eigen lichaam, weinig energie opwekkend en erger nog zichzelf afbrekend. Dat terwijl het algehele Quantiversum elke vorm van energie nodig heeft om het bestaan te garanderen.

Dat laatste is in gevaar aan het komen en dat wil zeggen dat het Quantiversum tot een bepaalde hoogte ons nog blijft bijstaan. Maar we zijn op het keerpunt gekomen dat deze bron ons af gaat stoten net zoals het lichaam die bloedcel liet gaan om zichzelf te redden!

Het afstoten is niet op vandaag en morgen en het zal geen Quantum zijn als er geen meerdere scenario's zijn. Deze worden nu allemaal uitgetest om zo de menselijke energiebron nog weer gezond te krijgen.

Ja, even een harde klap maar helaas dit is wat ik zie wat er nu gaande is in de energiewereld. Je ziet diverse frequenties omslaan om zo een "re-start" te bewerkstelligen. Je ziet drastische veranderingen in weer maar ook in gedrag van mensen. Kortom de masterbron is zijn gezwel aan het aanpakken.

4-5a Gevoel is energie

Hier komen we op een punt wat mijn gehele leven al enkele malen totaal omgegooid heeft.

Ik was 47 en zat aan het zwembad kijkend naar de sterrenhemel en kreeg in een keer door dat ik geen dromen en wensen meer had. Ik had 3 reclamebureaus, een kast van een huis, vele kinderen om me heen, wagens en alle luxe die ik dacht nodig waren om een leven te leiden.

Maar ik werd benauwd want wat zou ik nog meer willen? Geen dromen was in mijn ogen geen leven. Mijn wereld viel die nacht in elkaar en kort daarna werd mijn gezondheid slechter en slechter. Het leven werd een hel want buiten mijn eigen gezondheid werd mijn vrouw ernstig ziek en een van mijn kinderen ging 6 maal met zijn wagen over de kop en zijn heupen waren verbrijzeld!

Ik stortte in en besloot kort daarna niet meer te werken.

Geen werk was geen geld maar mijn gevoel vertelde me dat het de enige weg was. Ik zorgde voor mijn vrouw en mijn zoon die in de woonkamer lag voor vele maanden om al het opgelapte de kans te geven te genezen. Ondanks de zorgen overleed mijn vrouw, mijn zoon was ondertussen genezen, liep weer en vertrok naar Nederland. Ik was alleen in een schuur die ik omgebouwd had als woonhuis.

Want in die tijd werd ons huis afgenomen door de staat, 2 wagens kwamen in een ongeluk en de 3de werd gestolen en zo werd systematisch alles van ons afgenomen. Uiteindelijk zat ik alleen. Alleen na 54 kinderen gehad te hebben, groot huis met wagens, boot en alle luxe en geen reclamebureaus c.q. inkomen!

Ik ging schrijven, legde alles vast en ik ontmoette mijn huidige vrouw wat voor mij een engel bleek te zijn. Ik vond een weg om te overleven en het goede kwam op mijn pad. Uit het niets kwam er een maandelijkse vergoeding binnen waar ik nooit aan gedacht had dat die bestond en de hel van een leven werd een hemel.

De dag van mijn 47 verjaardag was de dag dat ik in het diepe sprong omdat mijn gevoel het aan gaf dat dat de weg was. De dag dat mijn dromen ophielden, werd duidelijk dat ik verdwaald was in materie en een systeem wat mij misbruikte. Dat systeem nam me alles af omdat ik het nut niet meer zag in deze materie en ik vond een andere wereld. Deze wereld is de wereld van de energie, een wereld die je alle krachten geeft die je nodig hebt. Ja en ondanks de ups en downs is het zaak om in het goede van de energie te geloven.

In hoofdstuk 6 zal ik bespreken de totale instorting en een van de gevechten die ik voer in mijn leven, ondanks dat de energie er is waar elk mens op kan vertrouwen want er is geen een energiebron die zichzelf wil vernietigen.

4-5b Energie is leven

Uit vele testen die men al gedaan heeft en waar onder andere Hitler ook mee bezig was, blijkt dat er zonder frequenties, die namelijk de energie opwekken, geen leven kan ontstaan en zelfs bestaand leven houdt met te bestaan.

Frequenties zijn niet alleen voor het genezen belangrijk zoals Rife al aantoonde maar het bepaalt ook de staat van je leven. Als je in de energiewereld kijk, zie je dat negatieve frequenties de bron zijn van verderf en ziekte. Ook die testen die door vele wetenschappers in de Quantumleer zijn gedaan tonen keer op keer aan dat bepaalde frequenties zaken geheel afbreken. Zo zijn er ook de testen met muziek en dan zien we dat de huidige muziek eerder de mensen ziek maakt dan extra kracht of te wel energie geeft.

De oude simpele tonen maar ook de tonen die gespeeld worden bij nog bestaande stammen en de muziekstukken van oude meesters als Bach, Chopin en Beethoven en hun tijdgenoten waren er alleen om de elite dat oppermachtig gevoel te geven maar ook de extra energieën. We zijn in de loop van tijd veelal overgestapt naar elektronische steriele tonen en ook die geven meer negativiteit dan dat deze energie opwekken. Zeker de laatste jaren is muziek veelal geen muziek meer maar een van de wereldoorlogen om jongeren geheel af te breken in hun energie.

Dat verklaart dan ook de agressiviteit maar ook het gedrag en het experimenteel gebruik van allerlei hulpmiddelen, veelal synthetisch. Juist dat laatste maakt dat er mega hersenbeschadigingen gaande zijn en daardoor ook de kans voor het systeem om de hersenen geheel te wissen of te manipuleren. Ja, onze ouders en voorouders hadden het hier al over, al wisten ze toen nog niet van de vele experimenten in de frequentiewereld en in de daar omringende energiewereld.

We wisten dat er iets mis was maar konden het niet aanwijzen.

4-5c Leven is frequenties

We hadden het zojuist al over de frequenties en de kracht van deze natuurlijke noodzaak. Want vergeet niet, een mens zonder frequenties is een gestorven mens. Bepaalde frequenties zijn de lijnen naar de algehele bron. Helaas die lijnen naar deze bron worden in deze jaren vreselijk gestoord en zelfs afgekapt.

Zie die zombie met hun IPhone of hun super de luxe zelfdenkende portable die weet wie je bent, hoe je moet eten, gedragen, je gezondheid is en hoe te denken. Alexa help me want ik ben de weg kwijt. Personen geheel afhankelijk van de computer die bepaalt hoe en wat te doen. De dag dat die knop uitgezet gaat worden vallen al deze zwalkende zombies dood neer. Oooo ik heb Corona en wat nu Alexa?

Vergeet niet de frequenties waar deze apparaten mee werken zijn juist die frequenties die een geheel mensenleven kan bepalen maar ook aan- en uitzetten.

We hebben lang gedacht dat het de Verichip zou zijn die dit moest gaan uitvoeren maar sinds enkele jaren is duidelijk dat het een device is wat vrijwillig langzaam maar zeker bij elk levend wezen in de hand gehouden wordt! De algehele controle is al lang werkende. Zoals we duidelijk zien waar een heer Musk de aarde omhult met over de duizenden satellieten bewapend met de aan-uit knop, namelijk de 5 en 6G techniek.

Met dat wapen kan men op welk deel van de wereld het bestaan van de mens regelen! Het is dan zelfs niet meer nodig om die misselijkmakende telefoon nog te bezitten daar hij via zijn nieuwste technieken de frequenties kan manipuleren de manier zoals hij dat wil.

Blijkbaar beseffen weinige dat deze heer de nieuwe heerser is!

4-5d Frequenties, een niet bepalende matrix met een eigen Quantiversum.

Verder gaande met wat ik zojuist schreef, is deze man in staat een eigen matrix te creëren. Zijn volgende stap zal dan zijn om te kijken of hij verder de ruimte in kan gaan werken aan een eigen Quantiversum. Daar zal hij de mist ingaan omdat de oerenergie of te wel het gehele Quantiversum al lang ingegrepen heeft. Door de grote schommelingen in frequenties maar ook energie staat de aarde nu al op een soort noodsituatie, een gezwel zoals ik al schreef wat aangepakt gaat worden zodra het een gevaar is.

Door al op de aarde bestaande technieken zal ook deze Musk zijn imperium zien verdwijnen.

De matrix die men kunstmatig wil uitbreiden, heeft geen kans tegen de ware krachten van frequenties en energie. Mooier nog is dat zelfs al bombardeer je alles en iedereen met de negatieve frequenties, de positieve zullen alleen dan nog harder van zich laten horen. We noemen dat moeder natuur die op alles een oplossing heeft en zich aanpast maar ook weer herstelt en die moeder natuur is niets minder dan de frequenties en de totale energie. Het gezwel zal gelokaliseerd worden, ingekapseld en vernietigd, precies zoals moeder natuur werkt en precies de regels van het Quantiversum.

Er zijn ongekende krachten en helaas hebben vele wezens die krachten verloren maar dat wil niet zeggen dat deze er niet meer zijn en weer op te roepen zijn. De leer van energie, de leer van het totale zal je niet vinden in een geloof. Zelf ben ik erachter gekomen door tussen de regels door te lezen van vele oude geschriften en boeken van personen die even aan die macht mochten ruiken. Op aarde is er niet een bron die die leer begrijpt en ja in aarde is er een volk wat wel een deeltje bezit en ook gebruikt om ons van het aller kwaadste te beschermen.

Nee, ik geloof niet in een god, jezus of welk geloof dan ook en dat is dat mijn kijk niet geloof gebonden is en ik dan ook het niemand op ga leggen. Het wegleren van deze krachten gaat op een manier die we op aarde niet hanteren en waar duidelijk vele kloosters en geestelijken geen weet van hebben, simpel omdat ze de woorden, regels in hun eigen geschriften niet begrepen hebben.

We zien dat het gehele manipuleren van de frequenties en energieën niets te maken heeft met het vooruithelpen van de mensheid. Men ziet duidelijk dat het zoals altijd bij de mens om macht gaat. We hebben het geluk dat we als bewoners van de aarde beschermd worden tegen deze domheden en dat er altijd een totale omwenteling komt op het allerlaatste moment. De vele opgezette oorlogen zijn niet de omwenteling maar de vele natuur-rampen maar ook de vreemde zaken die gebeuren in de energiewereld zijn het ingrijpen om even wakker gemaakt te worden.

Nu hebben slim denkende macht zoekers bedacht om deze zogenaamd natuurlijk ingrijpen te lanceren als zijnde een zuivering door moeder na-tuur. Alleen de bedenkers hebben totaal geen benul van wat er in de ener-giewereld en zijn frequenties los is gemaakt. Het is daarom interessant om te zien, lezen en horen hoe de ontwikkelingen zijn en nu verlopen en dat bevestigt alleen waar ik al jaren over schrijf; de kennis van de energie is niet in handen van clubjes, bedrijven of machtshebbers.

Het is een kwestie van tijd en geloven in je eigen kunnen.

Hoofdstuk 5
Huidige

5-1 Huidige leven aarde: dat leven in een Quantum

Okay nu komen we op het punt wat zeker als vraag door jullie hoofden galmt. Hij kan zaken in de energiewereld veranderen, aanpassen, mensen genezen al zijn ze aan de andere kant van de aardbol maar hij kan niet zichzelf genezen?

Ja, en dan kom ik op het punt dat er veel gaande is in de energiewereld. Alles wat ik in het verleden gedaan heb en de vele pijnen en vele gevallen die ik meegemaakt heb, zullen ergens terechtkomen. Ergens liggen ze in een "vuilnisbak" om weggegooid te worden. Nu, die vuilnisbak was ik 66 jaren lang en alles is nu naar boven aan het komen omdat de huidige situatie te veel vergt van mijn energie.

De huidige zaken die spelen in een fake viruswereld zijn complex omdat ze van diep uit gaande zijn. Het zijn geen menselijke problemen, ziekte of voorval, het is een ommezwaai die eens in de vele honderden jaren spelende is en dat is het zuiveren van de aardbewoners!

Het gaat er niet om het menselijk ras uit te dunnen maar de mens terug te krijgen in de energiedeel wat mensen weer energierijker maakt. Vele mensen zijn werkelijk alle connecties verloren. Vele leven als zombies, verslaafd aan vele zaken die zijn ontstaan op deze aardse wereld. Maar het ergste is, mensen zijn verslaafd aan het zekere, het bekende en de meest makkelijke weg te nemen.

Dat alles is nu in een simpel evenement gaande en er zijn vele partijen die daar nu misbruik van maken. Het gaat om die partijen waar ik niet van kan begrijpen wat zij de mensheid aan doen. En dat heeft me te veel energie gekost, wat maakte dat het einde lijkt te naderen voor mij als vlees en bloed.

De vorige levens die zich alsmaar herhalen. Zie 2-4

Zie de beelden en afbeeldingen van de oudheid maar ook de vele oude geschriften. Alsmaar komt hetzelfde keer op keer als een herhaling van vroeger weer terug. Keer op keer "vergeten" de mensen wat er geweest is en wat voor invloed het heeft in het menselijk leven. Werkelijk, soms denk ik: Hoe dom is de mens werkelijk?

Nu mag ik dat niet als dom bestempelen maar moet ik het als vergeten bestempelen omdat keer op keer de mensen in herhalingen vallen en steeds verder afstompen van de werkelijkheid. In de vele geschriften maar ook boeken die ik gelezen heb, zie je alsmaar die herhaling. Zelfs de zeer oude geschriften en de vele geloven blijven hetzelfde aangeven. Dat maakt dat we als mens niet verder komen omdat we simpel niet het gehele plaatje zien. Erger nog, we maken van elk evenement een simpelere versie en van die versie weer een afgewaterd geheel. Met gevolg dat er weinig informatie overblijft en dat er met gemak weer dezelfde oorlog of ingrijpen gespeeld kan worden.

Een geweldig voorbeeld is het verpraten van de president van Amerika heer Trump in 2020 toen hij het had over de 6de wereldoorlog. Hij herhaalde dat zelfs in zijn speech en niemand reageerde vanuit de pers. De vraag had moeten zijn: Wie zijn dan de nummers 3 t/m 5? Nu kan je Irak en Iran noemen en over de oorlogen links en rechts maar dat is waar heer Trump niet op doelde en ook geen wereldoorlogen waren.

Maar:

Wat weet jij van het totaal heersen van de vrijmetselarij en de 102 graden die er zijn?

Wat weet je van het herschrijven van alle wetten per land die als scha-duwwet nu gehanteerd worden wereldwijd en die nu in de coronatijd naar boven komen?

Wat weet jij van het geheel controleren van de mensheid sinds de 90-jaren?

Wat duidelijk is, is dat in de wereldoorlogen geen bommen meer zijn maar manipulaties van het menselijk ras. Dat om zo deze te binden aan één systeem.

Vraagje: Denk je echt dat alle vluchtelingen naar Europa werkelijk vluchtelingen zijn? Waar zijn de vrouwen en kinderen?

Denk even aan de twintowers in New York wat een vreemde zaak is maar ook de vele politici die vreemde beslissingen nemen en geheel anders handelen als in het verleden.

Wat denk je van China, Huwan met de vele doden en plotsklaps is er geen virus meer en viert men feest! In een keer geen virusmoorden meer en in een keer is het virus daar vrijwel verdwenen en blijkbaar niet dodelijk meer! Allemaal zaken waar je in de energiewereld duidelijk ziet wat er gaande is en waar het werkelijk om draait.

5-2 Iets wonderlijks

Al heb ik veel tegenspraak en bij het leggen van deze link ga ik toch dieper in, in de huidige situatie waar we in verkeren en wel de corona uitbraak.

Corona werd voor het eerst beschreven in een medische publicatie in 1932 en werd in de groep van de griepvirussen geplaatst. Corona komt bij elk mens voor in zijn DNA als een RNA-string! Niets is er veranderd sindsdien en nooit is deze string gevaarlijk, laat staan dodelijk geweest. Nu nog gaat niemand dood aan corona of zoals men het nu noemt Covid-19 maar sterven van de onderliggende ziektes.

Nu ga ik hier niet mijn vorige boek genaamd "Het Covid-19 project" herhalen maar ik haal dit aan omdat Covid-19 het nieuwste bewijs is van manipulatie van de Energiewereld en wel in de moderne vorm 5G genaamd. Hitler was hier sterk mee bezig en had er al een vergevorderd medische bewijzen voor. In sommige gevallen werden deze manipulaties al gebruikt al was het nog in een beginfase. De personen die wel zeer ver waren, zijn

Nikola Tesla en Royal Raymond Rife. Beiden waren binnengedrongen in de wereld van de energie en gebruikten deze voor onder andere gratis stroom en genezing van ziektes.

Voor beiden liep het niet goed af, simpel omdat werken met energie een doorn in het oog is voor de wetenschap en zeker als zaken zo simpel blijken te zijn dat moeilijke theorieën niet meer nodig zijn en vergeten kunnen worden. Datzelfde zien we nu gebeuren met de gehele Quantumwetenschap die vele wetenschappers in hun hemd laat staan.

Terugkomend op de heren Nikola Tesla en Royal Raymond Rife. Deze heren weten ook de gevaren en de tegenpool van de energiewereld en daar was Hitler sterk mee bezig. Hitler bewees dat men mensen uit kon schakelen door met frequenties te werken, alleen was er (gelukkig) toen nog niet mogelijk deze in een portable apparaat te proppen. Nu zijn we vele jaren verder en met de komst van de portable telefoon werd ook het vernietigingswapen uit de kast gehaald en langzaam maar zeker naar een onmisbaar apparaat verheven. Een mens zonder een portable is geen mens meer! Zijn gehele hebben en houden is vastgelegd in dit simpel apparaatje. Maar dit device was de sleutel die men nodig had om mensen te controleren in hun gedrag en handelen.

Er waren in het verleden al experimenten geweest maar die waren grotendeels op zeer kleine schaal. China was en is de eerste die het ware experiment op haar bevolking losliet. Wat maakt het uit miljoenen doden op een bevolking van miljarden? En zo werd het monster 5G losgelaten in het district Wuhan. Het experiment lukte maar kort daarna werden andere stations geactiveerd. Een land als Saudi-Arabië met 2de grootste 5G blok werd het Corona virus (zo nog hetende) ontwaakt met kort daarop Noord-Italië die ook net toevallig hun 5G proefstations opgestart hadden!

Toevallig? Nee alles behalve dat, alles was geregistreerd en nu nog zijn er experimenten gaande en is opgevallen dat ondanks er geen kuren zijn er een sterk minder doden zijn juist in de oude bevolkingsgroepen! Plotsklaps slaat het over naar de jeugd die duidelijk onder een andere frequentie leven en ook zie je dat bijvoorbeeld in Wuhan het virus verdwenen is! Bij metingen blijkt dat bepaalde frequenties totaal omgeslagen zijn!

Het is een genot om dit experiment te zien wat een zeer gevaarlijk experiment is daar het hangt en staat met het bezitten van een portable telefoon en het gebruik daarvan. Ook je misschien afgevraagd dat men snel was met een Covid-app? Een app die dokter speelt en de stempel geeft ziek of niet ziek, of te wel je bent van de club of je wordt gedumpt!

Maar wat er momenteel in 2020 bezig is, is opmerkelijk omdat nu op grote schaal het toepassen van diverse stralingen maar ook frequenties uitgeprobeerd worden op de mens. Een experiment wat in het verleden alleen op groepjes was en zover bekend de grootste mislukking, was het Philadelphia-experiment

Het Philadelphia-experiment is een vermeend Amerikaans marine-experiment in de marinehaven van Philadelphia uit 1943 om (radar) onzichtbaarheid van een marineschip te bewerkstelligen door manipulatie van magnetische velden. Er zouden allerlei vreemde effecten opgetreden zijn, zoals verdwijning van bemanningsleden, tijdreis-effecten en zelfs teleportatie van het schip. Volgens de officiële lezing van de marine is het hele verhaal een opgeklopte mythe.

Zie de laatste zin: Hier ook weer werd alles onder een mythe gezet terwijl de bemanningsleden die het overleefd hebben het verslag accuraat en duidelijk vertelden. Deze mensen die aan dit experiment meegedaan hebben zijn in vreemde situaties gekomen en waren voor mij zeer interessant daar ze inderdaad dicht bij de energie ervaringen komen die ik zelf meemaak.

Ik wil even een verslag aangeven wat mij aangezet heeft om de diverse experimenten op een rijtje te zetten:

Het experiment zou zijn gebaseerd op een aspect van de Unified Field Theory, een term bedacht door Einstein. De Unified Field Theory, ook bekend als Theorie Van Alles wil de onderlinge verwevenheid beschrijven van de krachten van elektromagnetische straling en zwaartekracht.

Volgens de verslagen werd aangenomen dat een bepaalde versie van de Unified Field Theory de marine in staat zou stellen om met grote elektrische generatoren licht te buigen rond een object zodat het in wezen onzichtbaar werd. Voor de marine zou dit een evidente militaire waarde opleveren, en daardoor volgens documenten van de boekhouding het experiment werd gefinancierd.

Een andere versie van het verhaal stelt dat de onderzoekers bezig waren met magnetische en zwaartekrachtmetingen van de zeebodem om afwijkingen op te sporen. Volgens deze versie zijn er ook gerelateerde geheime experimenten in nazi-Duitsland te vinden, waar gezocht werd naar antizwaartekracht. Naar verluidt werd dit onderzoek geleid door SS-Obergruppenführer Hans Kammler die spoorloos verdween aan het eind van de oorlog.

In de meeste verslagen over het experiment was de escorte-torpedojager USS Eldridge uitgerust met de benodigde apparatuur in de Philadelphia Naval Yard. Testen begonnen in de zomer van 1943 en werden matig succesvol beschouwd.

Tijdens een proef op 22 juli 1943 zou de Eldridge bijna volledig onzichtbaar geworden zijn. Enkele getuigen meldden een "groene mist" op de plaats waar het schip lag. Bemanningsleden begonnen echter nadien te klagen over ernstige misselijkheid. Ook werd gezegd dat, toen het schip weer zichtbaar werd, er verschillende bemanningsleden vastzaten in het metaal van het schip. Onder hen was een matroos die een dek lager tevoorschijn kwam dan het dek waar hij had gestaan. Zijn hand zat vast in de stalen romp van het schip.[2] Op dat ogenblik, zo wordt in de rapporten gezegd, zou op bevel van de zeemacht het experiment gewijzigd zijn. Het nieuwe doel was nu: de Eldridge onzichtbaar maken voor radar.

Omdat het vermoeden bestond dat er iets aan de meetapparatuur mankeerde, werd het experiment herhaald op 28 oktober 1943. Deze keer zou de Eldridge niet alleen onzichtbaar geworden zijn, maar verdween hij fysiek. In een flits van blauw licht werd hij 'geteleporteerd' naar Norfolk, Virginia, meer dan 200 mijl verderop. Er wordt beweerd dat de Eldridge - op de plaats waar hij verscheen - enige tijd door de bemanning van de SS Furuseth kon worden waargenomen, waarna de Eldridge uit hun gezicht verdween, en vervolgens weer opdook in Philadelphia.

Ondanks de desastreuze gevolgen voor de bemanning van het schip waarop het experiment werd uitgevoerd, ging men daarna volgens sommige schrijvers echter toch in het diepste geheim verder met onderzoek naar deze onverwachte verschijnselen en volgens de geruchten zou men er decennia later nog steeds mee bezig zijn. Nu zou dit project verder gevoerd zijn als het Montauk Project, ook een bekend verhaal in ufo-kringen en bij samenzweringstheoretici.

Resultaten van dit onderzoek zouden o.a. de ufo's zijn die geheime Amerikaanse militaire toestellen zouden zijn die een soort van anti-zwaartekrachtaandrijving gebruiken.
Valt u niets op?

Deze experimenten zijn een verlengde van de reeds eerdergenoemde heren Nikola Tesla en Royal Raymond Rife en heer Hitler die het op de meest negatieve manier het naar zich getrokken heeft. Men beweert in diverse rapporten maar ook in verslagen die nu openbaar gemaakt zijn door de CIA, dat er na die tijd hard doorgewerkt is in deze technieken en dat er werkelijk op dit moment geëxperimenteerd wordt op de mens! Covid-19 is een van deze laatste experimenten waarvan men de "aanval" zet onder een natuurverschijnsel of te wel ziekte maar in werkelijkheid een gecontroleerde energieoorlog is (Trump; 6de wereldoorlog) die nu spelende is. Duidelijk is vanuit deze hoek dat de missende 3 – 4 en 5de oorlog dus experimenten zijn geweest die niet de beoogde resultaten gaven.

5-3 Holle aarde

In het boek van "Het lang verborgen geheim" heb ik geschreven over de machten die volgens vele rapporten en geschriften in de holle aarde leven. Een van deze volkeren die daar leven Agartha genaamd, zijn technisch meerdere malen verder dan de mens en zijn de afstammeling van een volk wat eens de aarde kwam bezoeken om hun delfstoffen die men hard nodig had.

LIGHT GIVES LIGHT, TO LIGHT DISCOVER—" AD INFINITUM."

ST. LOUIS, (Missouri Territory,)
North America, April 10, A. D. 1818.

TO ALL THE WORLD!

I declare the earth is hollow, and habitable within ; containing a number of solid concentrick spheres, one within the other, and that it is open at the poles 12 or 16 degrees ; I pledge my life in support of this truth, and am ready to explore the hollow, if the world will support and aid me in the undertaking.

Of Ohio, late Captain of Infantry.

N. B.—I have ready for the press, a Treatise on the principles of matter, wherein I show proofs of the above positions, account for various phenomena, and disclose *Doctor Darwin's Golden Secret.*

My terms, are the patronage of this and the new worlds.

I dedicate to my Wife and her ten Children.

I select *Doctor S. L. Mitchell,* Sir *H. Davy* and *Baron Alex. de Humboldt,* as my protectors.

I ask one hundred brave companions, well equipped, to start from Siberia in the fall season, with Reindeer and slays, on the ice of the frozen sea ; I engage we find warm and rich land, stocked with thrifty vegetables and animals if not men, on reaching one degree northward of latitude 82; we will return in the succeeding spring.   J. C. S.

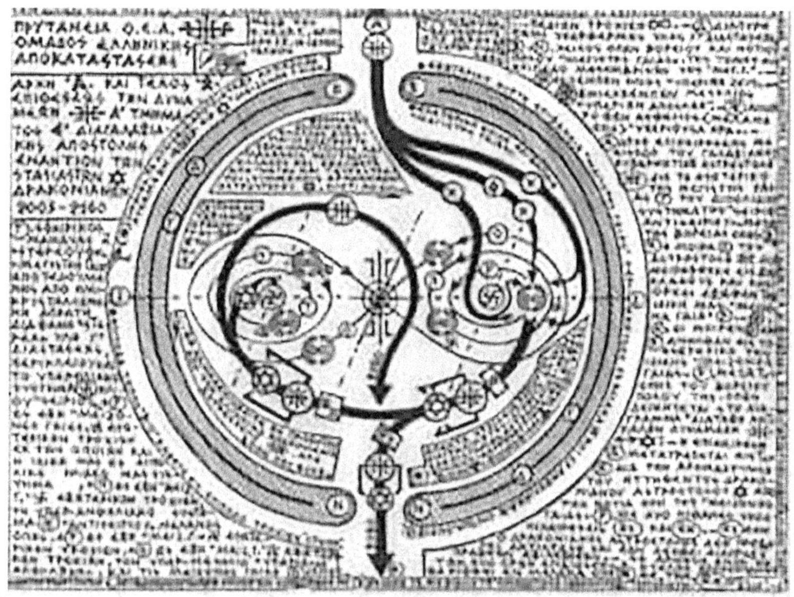

Waar het hier om gaat is dat vanuit de zwaar beschermde volkeren waarvan we weinig of niets mogen weten, de lijn getrokken is dat het op de aarde goed mis is. Laten we kijken hoe gedegenereerd de mens niet is, de hongersnood, het afslachten van elkaar via oorlogen maar ook de overbevolking die werkelijk een probleem aan het worden is. Niet het aantal mensen maar wel de vele mensen strijdend tegen elkaar in plaats van met elkaar! Er zijn papieren vrijgekomen dat er duidelijk afspraken zijn gemaakt en die zijn op alle punten geschonden. Daarnaast is dat de bepaalde ingangen steeds meer in problemen komen daar de wereld nu moeilijker onder controle te houden is. De mensen gaan allemaal een andere weg en dat maakt dat er een afweermechanisme is geactiveerd die deze veiligheid weer moet terugbrengen.

5-4 Menselijke verandering

De mens is aan het veranderen en daar doel ik meer op de manier hij zich gedraagt en handelt. Mensen hebben een kort lontje en vele mensen zijn erg agressief. Mensen tieren, schelden en hebben het zelfs moeilijk de handen thuis te houden. En nu kunnen we dat plaatsen onder het mom "omdat de overheden en justitiële macht agressief zijn" maar we kunnen het beter plaatsen dat de gehele mensheid aan het veranderen is en dit alles een gevolg is van het veranderen van de vele frequenties en de energie.

Zover ik kan nagaan, in de energiewereld zie je duidelijk dat ook de energie een andere structuur aan het aannemen is maar je ziet ook dat niet alleen de mensen maar ook de dierenwereld en de natuur het moeilijk heeft met de vele stralingen. Je ziet planten en bomen afsterven maar je ziet ook veel verwarde dieren. Zelf hebben we het gezien bij simpel onze huisdieren in dit geval honden die op vreemde momenten overactief waren en dan weer geheel van streek. We zien dat de energieën duidelijk aan het veranderen zijn en in veel gevallen moet ik dan toch denken aan de 5G en vele andere frequenties die de ruimte ingejaagd worden.

Nu kan je weer zeggen "daar heb je hem weer met zijn 5G" maar wat mensen niet beseffen is dat het allemaal met vrij eenvoudige apparatuur te meten is en dat zelfs simpele metertjes aangeven dat diverse waardes extreem hoog zijn. Nu kan men blijven ontkennen dat het allemaal wel meevalt maar dan vraag ik aan die mensen, als het invloed heeft op de natuur, de dieren de planten denk je werkelijk dat de mens er geen hinder van zal vinden?

De grootste vijand van de mens zijn bepaalde frequenties die samengebracht worden in elektronische apparatuur maar ook in muziek. Ja, de huidige muziek heeft in al heel wat gevallen een zeer gevaarlijk niveau behaald en is niets meer dan een bron van ellende.

Het menselijk lichaam is nu op zijn uiterste top beland met wat tolerantie is. De boog staat nu op het uiterste gespannen en het is die ene push die nog gegeven hoeft te worden om de totale ondergang in gang te zetten. Doordat de mensheid op zijn top aan het draaien is, zijn vele mensen zo op het snede van een mes aan het leven dat er geen ruimte meer is. De agressie maar ook de vele ziektes exploderen in deze tijd en dat maak ik nu persoonlijk mee en kan je lezen in het nieuwe hoofdstuk.

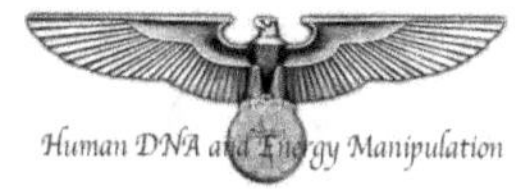

Human DNA and Energy Manipulation

Through this statement we want to awaken mankind on earth to what is going on in this period.

Since the end of last year there has been a major incident that initially went out into the world as Corona and later the virus named COVID-19.

This named virus is the first of its kind although it is believed to be a mutating SARS virus.

The real story is that it is an experimental virus that has long been inherently present in human RNA and is activated by certain frequencies.

These experiments have been going on since the Second World War and it has always been controlled by devices. Electricity is one of the first frequency experiments still going on. Despite the fact that electricity is present almost all over the earth, this frequency did not give the expected results and the search continued in the frequencies that could have a higher range. This was found in what is now called 5G. 5G has been activated with few tests but also not through an official way in several places. The negative reactions, as expected, were obvious and man reacted as one had expected. In spite of that the real goal remained far beyond expectations and a cover as well as a better way had to be found. This was found by linking the frequencies of 5G to a part of RNA in the total DNA which is triggered as soon as the certain 5G frequencies come into contact with it. It was the already present Corona RNA that reacted to the frequencies of the 5G.

The experts don't know what's really going on as the experimental zones of China, Italy and Saudi Arabia clearly showed an explosion in the first activation attack. It continued to be seen as a so-called virus attack.

We now see that the results of the virus activation mechanism are clearly successful and can now be refined. Tests have also shown that the substance to protect certain people is a success story. They all think in the trance of an "anti substance" but actuality it is the opposite frequency of the now sickening (not deadly) COVID-19.

Not deadly as there has not yet been one case of death from just the COVID-19 virus! This is not possible because the corona RNA needs more than this frequency to be deadly! This is proven as well in the so-called half million deaths from which it became clear that these persons had underlying diseases.

Meanwhile, the experts must have noticed that large groups of people together without 5G involved, are not infected!

5G the activation source of Corona is clearly a success and phase 2 can now be activated.

Prof. John B. Sherman
Prof. Charles B. Wilson
Prof. Arthur B. Hines

Aryavarta/ Atturesse
BE 66-33 sec.178cd

Hoofdstuk 6
Prive

6-1 Totale instorting

Momenteel is er iets zeer mysterieus aan de hand. Mijn gehele wereld lijkt ingestort te zijn, dwalend tussen diverse werelden lijkt het erop dat ik nergens meer bij hoor. Het zogenaamde aardse leven is ook in delen gesplitst simpel omdat het aardse leven een opper en een lager levenslevel kent. Tussen die twee zweef ik nu dag en nacht. Er is nauwelijks nog een verschil tussen dag en nacht, en al zie ik de zon dan lijkt het nog op een slaap waar de zon in gebrandmerkt is.

Op een gegeven moment was er op de aarde de gehele viruswaanzin die door de ogen van mij, van dag een al duidelijk was dat het een ander doel was als een natuurlijk virus. Het was een energie die menselijk gekneed was. Ik ging daar ook direct op in en er bleek een derde speler te zijn die te zien was in het energieveld. Deze derde speler pakte mijn aandacht en ging ik daar dieper op in. Met als gevolg dat op een zeer duistere manier mijn energie daalde tot op een zeer gevaarlijk level en zelfs op dit moment is het, dat ik liever dood dan levend wil zijn! Vreemd is de gewaarwording wat hier spelende is. Ja, ik zie nog steeds de energieën en kan daarin werken maar nee, ik shift te veel tussen vele werelden en dat maakt dat je, wat je ook probeert aan te pakken, van de ene op het andere moment geen vat meer heeft op het geheel.

Slaap, verdrietig en weg willen lopend, is een toestand die maakt dat je niet weet in welke wereld je leeft. Wat een zeer sterke wereld is, is momenteel mijn verleden. In zie in andere energieën mijn ouders levend terug, ik kom in voorvallen die in geen een wereld terug te brengen is en mijn gevoelens zijn gebracht op 1000 %. Een gevaarlijk level omdat letterlijk alles wat er om me heen gebeurt, lijkt af te spelen in mijn lichaam in mijn wereld.

De bescherming tegen andere personen of te wel energieën is op een level 0.01 gekomen en ik voel me dan ook vreselijk kwetsbaar. Alles wat ik zie, alles wat ik voel heeft meteen grote impact op mijn toestand.

Zoals ik zojuist al schreef, de vele werelden zijn een wereld aan het worden die duidelijk niet de aardse wereld is. In de boeken over hologrammen maar ook dimensies heb ik al duidelijk gemaakt dat ik vrij gemakkelijk kon bewegen tussen vele werelden. Dat ging altijd goed, maar in de huidige vreemde tijd is daar een sterke verandering in gekomen daar ik nu niet meer als een buitenstaander deze werelden bezoek maar als een energie die geen vast bestaan meer heeft. Zo voel ik me dan ook als een energie met een lichaam die gestorven is en met vele pijnen me laat herinneren dat ik eens een mens ben geweest wat te veel gewroet heeft in de geheimen van het leven.

Het leven is dan ook veel meer als een geboorte, leven en sterven. In de wereld van de Quantiversum blijkt nu dat ik de ware Core heb bereikt en vastgestrengeld zit in deze masterenergie.

Dat energie machtig en oneindig is, was me al lang duidelijk zeker omdat ik in mijn leven vele onverklaarbare zaken kon doen. Dat de energie gevaarlijk is als je niet weet wat je doet, is ook een vaststaand gegeven. Dat alles had ik wel onder controle omdat ik meer wist van deze bron als menig ander levend wezen in dit universum. Wat nieuw is, is de situatie die ik nu meemaak waar een aards lichaam getrokken wordt in de wereld van energie terwijl dat lichaam nog levend op aarde zijn leven aan het afsluiten is! Vreemd omdat ik nu met mijn simpele hersenen mega veel informatie zie maar ook meemaak dat niet voor een mens bestemd is!

6-2 Pijnen

Door de reis in de energiewereld blijkt mijn aardse lichaam totaal aan het
begeven.
Zo praat ik ook alsmaar over doodgaan terwijl ik weet dat ik er al niet
meer ben! Het lichaam schijnt toch nog steeds het dag- en nachtritme op te
pakken en zoals ik al stelde in mijn sociale mediagroepen, het doel schijnt
te zijn dit boek nog af te schrijven en een grote tekening van 360 cm af te
maken. Vreemd is dat, als je weet dat je er niet bent!

Als ik deze zaken bij het corrigeren teruglees, lijkt het dat het een totaal
vreemde zaak is waar ik in beland ben. Toch denk ik dat er iets gaande is
wat ik nog mee moet maken en ik via die weg beland ben in de absolute
kern van het leven en deze mag zien als mens zijnde. Het flitsen tussen
dimensies en spelen met hologrammen is meer als een menselijk leven.
Wel blijkt dat mijn hersenen geheel in de war zijn met al deze acties en
moeite hebben om het te registreren. Dat maakt dat aardse berichten en
de vele ellende die men de mensheid nu aan doet via een fake virus een
vreemde impact heeft op mijn hersenen.

Door de vele pijnen die gestuurd worden vanuit mijn hersenen maakt het
dat het lichaam zich los aan het maken is van het aardse.

Voor alle duidelijkheid; die mensen die denken dat ik aan drugs of zware
medicijnen doe, moet ik teleurstellen daar de zwaarste medicijn die ik
neem is een kinderaspirine voor mijn bloedsomloop en verder neem ik 2
verschillende vitaminetabletten. Ook ben ik geen gebruiker van enig andere
drugs en ook alcohol komt niet voor in mijn gebruikerslijstje!

Dat maakt dat ik helder van geest ben en precies alle verschillen, alle
veranderingen in mijn energiewereld kan monitoren en beleven maar
belangrijker, mee kan werken.

Door de reizen in deze gehele Quantiversum lijkt het duidelijk dat het ver boven alle aardse denken gaat. We hebben al kunnen lezen dat zowel de Quantumtheorie als de -leer wetenschappers veel moeite hebben om zaken te categoriseren maar zeker om de waarnemingen te benoemen en nog moeilijker is om het te verklaren. Het Quantiversum is ver boven het geheel en zal zeer moeilijk zijn in zijn geheel te begrijpen.

6-3 "Had ik deze gave maar niet!"

Een zin die ik in mijn naaste omgeving diverse malen al gezegd heb. En ik blijf het herhalen simpel omdat het zo ver, zo diep gaat dat het in de meeste tijd het moeilijk is om alles in goede banen te leiden. Door het "zien" en door te weten hoe te werken in deze energie is het als een simpele boer uit Brabant niet altijd even gemakkelijk om alles te bevatten wat er met hem gebeurt! Dat veroorzaakt ook de vele pijnen waar ik mee te dealen heb. Het boven het natuurlijke gaan is niet altijd gemakkelijk te verwerken en dan besef je hoe zwak het menselijk lichaam is.

Vele pijnen worden kennelijk meegenomen vanuit de diverse dimensies wat dan weer maakt of alles heel gewoon is en menselijk. Waarom zou energie pijn moeten doen en waarom doet het mij pijn?

Dat is een vraag die ik me alsmaar stel doordat ik geen gesprekspartner heb die in dezelfde werelden leeft en me hierop antwoord kan geven. Het enige wat ik kan doen is de pijnen proberen te verlichten en weer de krachten op doen om verder te gaan.

Nu, achteraf en na 66 jaren is het niet zo "cool" dat je zover kan gaan in het leven. Het weten hoe leven in elkaar zit en hoe leven werkt, maakt dat je je degelijk hebt buitengesloten van de mensheid. Dat zie je ook aan de reacties die ik op mijn boeken krijg en dan het feit dat ik er tot op heden

90 boeken op mijn naam heb staan, is niet erg geloofwaardig zolang je er geen dokter of professor titels voorzet.

De wereld zoals deze nu in elkaar zit, gaat af op wetenschap gevoerd door gemanipuleerde studie en mensen die met veel duwen en trekken wat titels voor hun naam kunnen zetten. De ware wetenschap is, zoals ik al meerdere malen heb aangehaald, de wereld van weten. Dat weten is het pure weten vanuit de energie. Dat niet alles verklaard en onder woorden gebracht kan worden is nu wel eindelijk een deel wat men nu ook ziet in de Quantumleer waar veel nog onbeschreven staat, daar de zogenaamde bewijzen ontbreken maar ook de juiste woorden, en termen om het vast te leggen nog niet bestaan. Dat maakt ook voor mij het moeilijk om bepaalde zaken te beschrijven.

De wereld staat nagenoeg stil simpel omdat de mensheid de totale verkeerde weg is ingeslagen. Waren we vroeger, duizenden jaren geleden, afhankelijk van onze jachtinstincten, gevoel en inzicht, is het nu dat de mens zich vastklampt aan een "Siri" die overal meent een antwoord op te hebben! Het gehele gevoel, het werken vanuit een instinct maar ook het vertrouwen op je zelf is geheel verdwenen en is overgegaan naar een denken in vele vormen die geen weg kan bepalen, laat staan een beslissing kan en durft te nemen.

Door vele tientallen jaren te snuffelen en het doorworstelen van oude geschriften maar ook wijsheden vanuit het geloof, vrijmetselarij maar ook heren die vele zaken op papier hebben gezet is er me een ding sterk opgevallen. De mens is niet meer in staat om een geheel te zien. Alles is in blokjes, zinnen en in stukken gehakt en niemand is blijkbaar nog in staat de zaak te overzien.

Dat besefte ik in een van mijn laatste vluchten toen ik boven mijn eiland vloog en dacht dat het maar een verrekt kleine rots is waar ik op leef! Toen het vliegtuig verderop keerde en ik de grote zee zag en 2 andere kleine eilanden en in de verte Venezuela, kreeg ik in een keer het signaal dat het geheel is waar je naar moet kijken! Ik ben de vele geschriften, boeken en papieren opnieuw gaan lezen en heb me niet verdiept in details maar in het geheel van de totale puzzel! En wonderwel openbaarde toen het geheim van het leven, de wereld van de energie maar ook de vele krachten die niet verscholen liggen in een woordje of een tekeningetje maar het geheim wat groot voor je neus verschijnt als je het geheel kan overzien.

Oude mensen hier lokaal zeggen nog wel eens "e ta den bo wowo", letterlijk vertaald "het zit in je ogen" maar we kijken er overheen omdat we te ver en te diep kijken.

Nogmaals, waarom ik?
Waarom een man die geen wetenschappelijke achtergronden heeft en alleen maar op gevoel werkt? Dat zijn zaken die mijn hoofd breken omdat ik blijkbaar het ware woord niet naar buiten kan brengen maar ook geen geloofwaardigheid kan kweken.

Nu hebben we het spreekwoord "kinderen en gekken spreken de waarheid" en daar hou ik me, als gek bestempeld figuur, dan ook maar aan vast. Vandaar dat ik blijf vastleggen en mijn boeken een verslag zijn van mijn reis in het onbekende. Maar de boeken laten ook zien dat een eenvoudige burger met energie grote zaken op de wereld kan doorbreken en wie weet dat dit nog eens gelezen gaat worden door personen die iets aan deze informatie hebben maar ook op een goede manier kunnen gaan werken met de energie die om ons heen is.

En zo komen we op de kern van dit boek en wel de Quantiversum en het leven.

Hoofdstuk 7
Quantiversum

7-1 Huidige leven aarde is dat leven in een Quantiversum?

We hebben nu al veel doorgenomen en in de vorige boeken ben ik geweest in de wereld van het hologram, de wereld van de dimensies en ook in de wereld wat steeds duidelijk zich openbaart; de wereld in onze aarde.

Natuurlijk vele zullen het plaatje (nog) niet zien en ook heel veel personen willen het niet zien en dat komt omdat men alsmaar bang is van het bekende onbekende!

Bekend is het omdat we weldegelijk de signalen krijgen wat er rond en om ons heen gebeurt. Elk levend wezen heeft wel een manier van zien wat leven is, alleen het doet vele mensen pijn als men er werkelijk aan denkt. Dat je niet alleen bent, is duidelijk en dat je een deel bent van een geheel kunnen ook nog vele mee leven maar dat je maar een speldenknop bent in een Universum is al moeilijk te verkroppen, zeker door die personen die denken dat de wereld niet zonder hen kan bestaan.

We hebben veel besproken in het voorgaande en dit laatste boek en nog lijkt het moeilijk te pakken wat nu werkelijk gaande is rond en om het leven. Het begrip leven is nog steeds moeilijk te beschrijven en helemaal niet te plaatsen want;

Wat is onze rol in het gehele Universele leven?

Wat is de rol van elk levend wezen?

Wat kan jij als die ene persoon nu maken, afbreken of opbouwen in een leven?

Vragen die eindeloos gelanceerd worden en nooit werkelijk antwoorden op komen omdat men het leven nog steeds niet werkelijk kan plaatsen laat staan begrijpen.

Toch zijn er in de loop van mijn leven aardig wat zaken duidelijk geworden die ik dan ook vastgelegd heb in mijn Energieniale boeken.

Laten we deze drie vragen eens gaan beantwoorden:
"Wat is onze rol in het gehele universele leven?"

Leven is energie en de wereld valt en staat rond en om energie! En dan moet je werkelijk "de wereld" zien als het gehele Universum want zonder energie is er geen leven, zijn er geen sterren, planeten en wezens in de huidige vele vormen. Energie is het element wat weer de bouwstenen zijn voor alles wat we om ons heen zien, voelen en meemaken!

Doordat al aardig wat jaren geleden bewezen werd dat niets toch "iets" is, schrokken vele mensen. Want hoe kan een heelal waar alles om je heen zwart is en waar geen leven te zien is toch "iets" zijn? Dat komt omdat we de definitie van niets nooit goed hebben kunnen verklaren. Pas toen men de Quantumleer ging toepassen, ontpopte al aardig wat geheimen. Ook het simultaan registreren van gevallen 10.000 km van elkaar maar ook de connectie van iets met het niets gaven wel het bestaan vrij maar verklaren was weer een ander hoofdbreken.

Door het simpel uitzoeken van wat er achter het cijfer nul (0) zit, is een leer op zich. Want wat kan er werkelijk achter nul zitten als niets, niets zou zijn? Nu dat we erachter zijn gekomen dat niets iets is, moet er ook iets zijn "achter" deze nul! Ik schrijf expres voor/achter want al dat gegeven is een vraag op zich! En zo breken geleerden hun hoofden en vallen van de ene verbazing in de andere en zijn de theorieën zo ingewikkeld dat we zonder een elektronisch apparaat niet meer de mogelijkheid hebben om het uit te rekenen of in een verklaring vast te leggen.

We zijn verstrengeld in ons eigen weten omdat we het simpele van een natuur hebben willen determineren zonder dat we de kern van alles bevatten, laat staan kunnen verklaren. Wat we dus plat gezegd in zitten, is in een wereld van "onmetelijk veel gezwets zonder enige basis". Wat verklaart wat onze rol in het algehele is, moet onderhand door gaan dringen als je weet dat je een energiedeeltje bent van dat geheel dat maakt dat alles draait en werkt zoals het nu gaande is. Dat maakt dat we gecompliceerd denken in zaken die eenvoudig zijn. Eenvoudig omdat we een bloedlichaampje zijn in een gehele kosmos die weer een lichaam is die weer met meerdere lichamen een wereld vormen, samenleven en deze ook weer een deeltje zijn van een geheel en zo voort! Alles blijft in een loep zichzelf herhalen en dat zien we in de geschiedenisboeken. Toch zijn er kleine uitwegen, ook uit deze loep en dan pas merk je dat een kosmos een dimensie is in een herhalend hologram!

Gecompliceerd? Nee, zeer eenvoudig als je merkt en gaat zien dat het ene energie impuls dat deeltje is dat ons laat weten dat we tot een geheel horen!

Simplisme zou de leer moeten zijn van elke wetenschapper maar ook de mens. We maken alles ingewikkeld terwijl de basis simpel is. Zelfs het simpele 1+1=.. is nu uitgewerkt tot vele getallen en vreemde berekeningen.

Energie…., hoe simpel is het niet? Energie de bron van alles wat leeft en wat we mogen zien. Maar energie is ook in die werelden de we niet zien! Energie is ook het niets. Energie is het plaatje en energie heeft dan ook op elke vraag antwoorden, hoe moeilijk de vraag ook lijkt.

"Wat is de rol van elk levend wezen?"

Oersimpel, om een deel te zijn van het geheel. Jouw en mijn deeltje zijn NU belangrijk in dat geheel. Die ene bloeddruppel is ook NU belangrijk in je lichaam tot de dag dat het lichaam geen doel meer voor heeft en de energie heeft geleverd waar deze in het leven nodig was.

Nu kan je je zo belangrijk maken als je zelf wilt want zonder jouw energie zou alles stop kunnen zetten toch…? Nu, dat is het menselijk denken die alsmaar het belangrijke van zichzelf in een middelpunt wil zetten.

Helaas… voor al die zo denkende, een lichaam sterft ook niet als jezelf met een naald in de vingers prikt en je wat druppels bloed verliest! Wij als mens en wezen van een immens geheel is niet belangrijk dat het kan maken dat alles ophoudt. Deze absolute kracht kan een mens niet aan en is boven alles wat het Universum is.

O, ik schreef wat regels eerder dat we nodig waren in het geheel! Ja, net zoals elk woord in dit boek wat de tekst bepaalt zoals je nu leest. Let wel, elk woordje in dit boek is te vervangen door een ander woordje en dan is het ook nog eens in honderden verschillende talen om te zetten! Zo belangrijk ben je in het geheel!

Wat de rol is, is duidelijk; we zijn een deeltje wat nu nodig is om een minuscuul kleine impuls te geven aan het geheel. Denk aan die ene daad of net die ene handeling die je gedaan hebt om een medemens ook weer die impuls te geven om net even een andere kant te gaan of een stap te zetten naar links of rechts!

En dan komen we op de beantwoording van de laatste vraag:

"Wat kan jij als die ene persoon nu maken, afbreken of opbouwen in een leven?"

Ik weet in de boeken van mij val ik wel eens in herhalingen en alsmaar dram ik op geen tijd, geen afstand en veel lees je het woordje energie. Alsmaar hetzelfde daar men niet pakt in de menselijke wereld in waar we precies leven. Nu, in het duiken van vele theorieën maar ook het mee maken van reizen die dieper gaan dan dat een conventioneel vliegtuig of raket kan gaan, maakt het dat ik werelden meemaak waar energie de sleutel is van die wereld en deze werelden ver voor zijn op de neanderthalerachtige wereld waar wij ons hierin begeven. Mensen wat zijn we hardleers, en wat denken we toch dat we superieur zijn! Dat ondanks we al duizenden jaren dezelfde fouten maken, elkaar afmaken en zorgen dat alsmaar de opkomende culturen weer vernietigd worden daar er weer een heerser naar macht opduikt.

Een heerser is niet iemand die macht nodig heeft maar zijn volk als gelijke weet te leiden in de absolute krachten van de energie. Nu denken dat clubjes zoals een Vrijmetselarij dat ze door oude gebruiken steeds te hanteren en door de maatschappijen te manipuleren, enkele machten bezitten maar helaas voor hen, alsmaar zien zij ook dat de wereld weer in een of andere oorlog vergaat. Dus zouden ze eens gaan beseffen dat ze hun geschriften verkeerd interpreteren?

Het geloof heeft vele duizenden jaren een grote rol gespeeld en nu ook zien we dat zelfs anno 2020 de Rooms-Katholieke kerk zich overgeeft aan de Islam. Alle Rooms-Katholieke landen worden overspoeld met Islam aanbidders en de kerk kijkt toe. Niet dat het gaat over een vergiffenis maar het gaat om de sleutel over te geven aan deze nieuwe macht. Alle personen nu vluchtend uit hun eigen landen, gaat het bij 95% niet om een beter leven en het vluchten voor een regiem maar is het overspoelen van Christelijke en Katholieke gebieden. De enige tegenstand die er gaat komen of al gaande is, zijn de Chinezen die met miljarden verspreid zijn rond de wereld en wachten voor het definitieve woord "Actie" of te wel "overname".

Komen we dan op die ene persoon, die al even aangehaald is bij de vorige vraag die beantwoord is. We zijn die kleine impuls in het geheel. Zie het even als een kettingreactie.
Een kwade man wil me aanvallen en me een klap verkopen. Ik ontwijk en spreek hem vriendelijk aan en kom zo ver dat hij even moet lachen, deze impuls gaat door en hij vergeet zijn kwaadheid en zijn kwade energie is doorbroken. De positieve lach neemt hij mee en kort daarna lacht hij

tegen een andere persoon die hij tegenkomt en zo gaat de impuls van de ene energiepuls door naar vele kanalen wat in zijn geheel weer een andere algehele stemming geeft.

Kijk even in de wereld we nu leven. We worden overdonderd door de negatieve beelden en het handelen rond een fake virus wat opgezet is om mensen psychisch en mentaal geheel te breken. Vele trappen daarin en het is van kwaad tot erger aan het worden. Men ziet geen uitweg en men denkt aan een einde van een wereld. Maar de negatieve straal is zo groot dat iedereen aan het geloven is dat ze aan een einde zijn gekomen.

In plaats van dat men denkt dat er mooie veranderingen komen, denkt men aan de dood. En dan zie je het experiment wat ik deed in een interview, ik gaf mensen hoop liet hen een uitweg zien en ik liet ook zien dat er geen einde komt maar een begin!

Die ene persoon kan miljoenen mensen via die ene impuls die energie veranderen die nodig is om net even anders te denken en te handelen!

Even nog een laatste simpel voorbeeld in de wet van de energiewereld. Okay, we kennen allemaal elektriciteit dat onzichtbare stofje wat uit twee of drie draadjes komt. Ik loop naar dat draadje, heb contact met moeder aarde en ik begin door deze aanraking te trillen omdat de elektriciteit via mij naar de aarde gaat. Komt mijn vrouw pakt mij vast en ook daar hetzelfde, ze gaat trillen en zo kan je honderden mensen met die energie aan elkaar koppelen en deze elektriciteit die ik als eerste heb mogen ontvangen, doorgeven!

Met dit eenvoudig voorbeeldje geef ik aan dat energie overal is maar energie ook zaken doorgeeft in positieve maar ook negatieve manieren. Nu is de energie die in onze gehele Universum het geheel stuurt niet de negatieve elektriciteit maar het is een vorm die aangeeft dat iedereen die in het energieveld komt de reactie en ook het handelen overneemt.

De energie van het Universum is werkelijk overal en vergeet zeker niet dat jouw actie wel een golf van reacties kan teweegbrengen. Als je dan nog beseft dat alles wat je ziet, bestaat uit energie en gebouwd is door deze energiestenen dan weet je dus ook dat je kan bouwen in deze energie. Alleen zoals ik reeds eerder heb beschreven in mijn Energieniale boeken, dat mag niet een leven beïnvloeden van een ander! Het bijvoorbeeld genezen van mensen heeft geen nut als het niet toegestaan is door de energiewereld. De genezen persoon krijgt de ziekte of terug of er komt een nog ergere ziekte voor in de plaats. Veelal laat de energiewereld weinig ruimte om deze energie te manipuleren of te herstellen daar elk lichaam een doel heeft en daar horen ziektes en vele levenservaringen ook bij. Deze zaken laten diverse energieën vrij die juist nodig zijn voor het geheel!

"De Energieniale wereld is een meest simpele wereld die we maar kunnen bedenken en daarom is het voor de meeste mensen niet te vatten".

Hoofdstuk 8
Slot

8-1 Slot

Samen

Afgelopen nacht was ik op een plaats die me werkelijk een van de belangrijkste aardse geheimen prijsgaf.

In het leven waarin ik me begaf, werd mij een bijzondere energiewereld
uitgelegd en bewezen.

Wij mensen hebben elkaar duidelijk nodig om naar een "next level" te
gaan. Ja, zal je zeggen, dat kan ik me in verenigen. Ik kwam op een zeer
ongelofelijke ervaring die me na 66 jaren eindelijk de bron liet beleven
zoals nog nooit tevoren.

Okay, laten we daar eens dieper op ingaan.

"Het grootste geheim van de mens"

Een mens is niet voor niets geplaatst in de wereld van dieren en planten.
Het is en blijft overduidelijk dat moeder natuur vele geheimen heeft. We
weten ondertussen dat positieve energie veel kan doen en zelfs bergen kan
verplaatsen. Een gegeven wat machtiger is en waar de elite kennis van heeft.
Als men de duizenden jaren geschiedenis doorworstelt, vallen er zaken
op. Het samentrekken van de elite, misbruik van "liefde" of aanraking bij
volwassenen maar ook bij kinderen. Pedofolie is er altijd geweest en de
kerken waren de grootste bronnen van deze manier van handelen. "Laat
de kinderen tot mij komen" was echt niet om de kinderen te helpen maar
gaat om de energie die een kind bezit om zo die naar hen toe te trekken.
Heden ten dage zetten we het in de hoek van misbruik en is er een grote

afkeer. Maar wat vreemd is, en de boeken raadplegend, de mens heeft nooit anders gedaan!

Vannacht werd mij verteld de ware kern van het leven bij de mens. Natuurlijk wist en weet ik van de wereld van de energie. Tot voor kort had ik nog niet de algehele sleutel van de krachten van de mens gevonden. Althans, ik niet maar wel de elite en de top als een Hufner en een Epstein! Die link drong me pas vannacht door.

De link van aanraken, voelen en samenzijn, is een zeer belangrijke energiebron en een belangrijk gegeven! Als men menselijk contact maakt, komen bepaalde energieën vrij die de hoogste krachten bezitten van een menselijk bestaan! Hoeveel keren ervaren we niet het aanraken van elkaar als een reis in een geweldige wereld. Twee energiebronnen komen bij elkaar, het zou dan liefde kunnen zijn of het bundelen van krachten. In de flowerpower perioden was het aanraken en het samen zijn een wereld waar niemand meer tussen kon komen. Krachten werden gebundeld en zo veranderden er vele zaken. Zie bijvoorbeeld ook het bundelen van een verliefd stel, de energie wat daar spelende is, is een bundel aan energie waar men niet tussen komt. Maar zelfs elkaar een knuffel geven kan tot een absolute energiebundel komen. Snelle praters motiverende mensen maken er alsmaar mis- gebruik van. Gelukkig niet wetend wat de werkelijke kracht is.

Dan komen we weer bij de bovengenoemde groepen met name de elite, pedofilie en de kerk die weten, volgens hun boeken, dat er krachten schuilen in het handelen met kinderen, jonge vrouwen maar ook mannen en volwassen vrouwen. Afhankelijk van het ritueal worden daar de bewuste personen uit het leven gehaald, misbruikt en gebruikt voor hun eigen energie.

Komen we op de dag van vandaag waar door Corona of te wel COVID-19 alsmaar gehamerd wordt dat we 1 tot 2 meter van elkaar moeten blijven! Kinderen die compleet de weg kwijt zijn. We zien verstoorde energie bij vele mensen. We zien ook duidelijk de elite die deze regel niet hanteert omdat ze weten wat voor gevaren daarin schuilen. Maar door gezamenlijk het blok te maken tegen de grote massa, is de massa zonder krachten daar deze afgenomen zijn door een afstandsregel die onmenselijk is! Door deze regel toe te passen weet de elite dat men een miljardenvolk tot het uiterste van waanzin kan drijven. Bewijzen in het verleden zijn al meerdere malen de revue gepasseerd. Het ontwijken van elkaars energieën maakt dat mensen zwakker en zwakker worden. Samen met nog een dosis negatieve frequenties vanuit diverse bronnen, maakt dat de mensheid een dode materie wordt zonder enige kracht en zonder enige toekomst.

Door het blokken van elkaars energie en zo ook de gevoelens, hoeven er geen robotten gebouwd te worden maar zijn deze contactloze mensen zelf de robot met hun IPhone in de hand om de nodige opdrachten uit te voeren!

Vannacht werd voor mij duidelijk de werkelijke sleutel van absolute krachten. Krachten die gelukkig de elite zelf niet geheel begrijpen. Een gegeven wat voor ons een goed uitgangspunt is en door ons gebruikt kan worden! Het gegeven van de kracht van de energie en het niet van elkaar verwijderd leven, maar met elkaar knuffelend, aanrakend en kussend, maken een ware energiebron ook voor ons. Vergeet niet, de elite werkt al vele eeuwen met deze kunstmatige kracht en dat via hun ritualen! Duidelijk is dat, tot dusver, ze de ware kracht niet kunnen bereiken daar het voor hen teksten zijn en geen energie vanuit gevoel, liefde en eenheid!

Sinds vannacht is voor mij duidelijk dat wij als megagrote groep mensen de regie naar ons toe kunnen trekken van de huidige lopende "derde wereldoorlog". Energie en de onderlinge contacten staan boven een artificiële berekende energie.

Ik heb het gezien, gevoeld en meegemaakt en het is aan ons of we dit gaan toepassen.

John H Baselmans-Oracle

Toelichting

De groepen en instanties die ons verbieden elkaar aan te raken en samen te zijn weten dat krachten bundelen hun grootste gevaar is.
Daarnaast komt bij dat deze groepen de energie nemen van elk individu en dat is omdat zij het middelpunt willen zijn met hun ene lichaam en kracht. Deze kracht kan groter zijn maar niet oppermachtig! Vreemd genoeg zien we over en over dit gegeven in boeken, films en vele documentaires en worden we overgoten met superwezens!

Bij een massa mensen die hun energie bundelen via liefde, begrip en aanraking krijgt men vele energiebronnen samengesmolten tot één kracht die gemakkelijk zaken kunnen veranderen daar men het eens is om die veranderingen door te voeren. De energie is dan ook niet gebundeld in één lichaam (zoals de elite mee werken) maar in een geheel, waar zelfs de planten- en dierenwereld bij betrokken kunnen zijn.

Dat alles is reeds bewezen in de samenkomst van bijvoorbeeld de "flower-power" tijd maar je ziet het ook in oorlogen en de vele demonstraties waar de mens samenklitten en tot tegenstrijd komen.

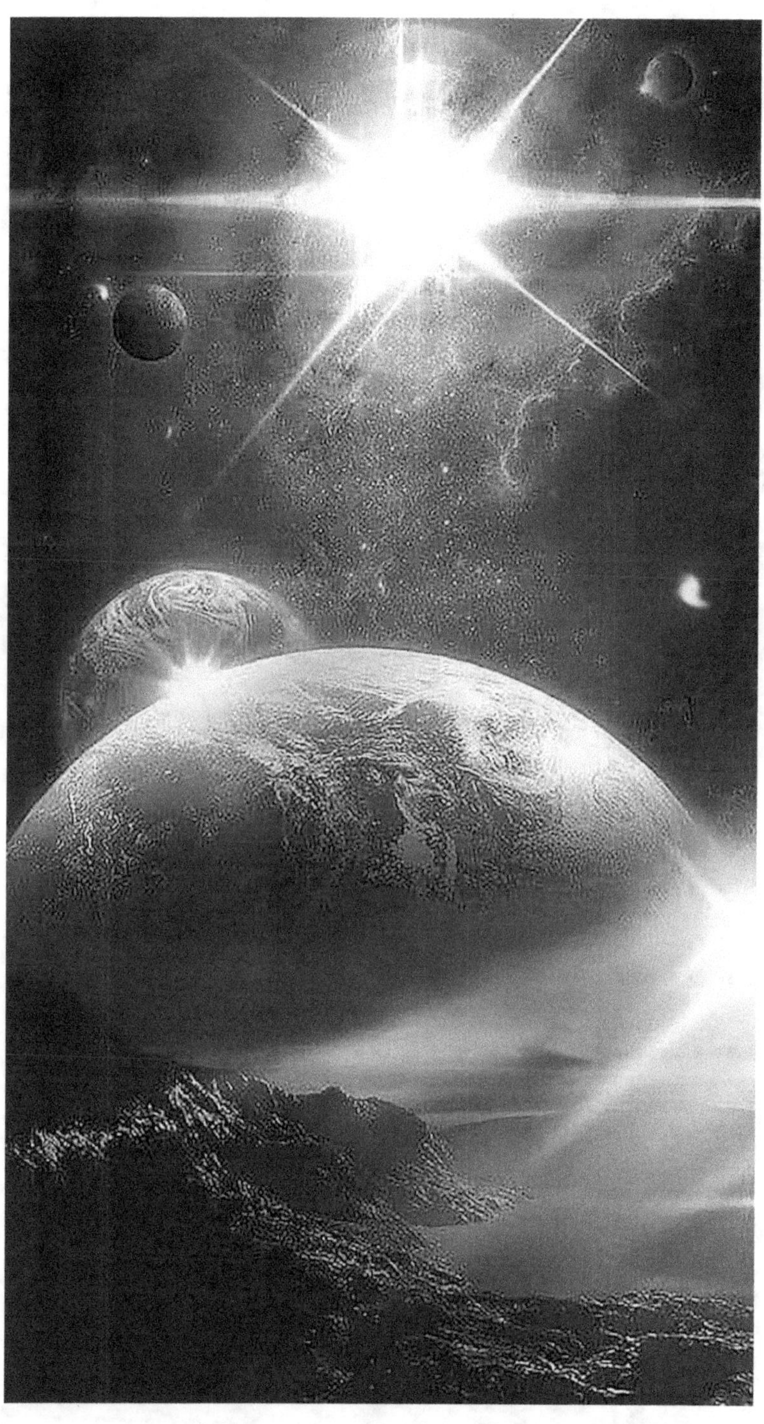

John Baselmans wrote several books.
These books can be ordered on the website;
http://www.johnbaselmans.com/Books/Books.htm
The published books are:

John Baselmans Drawing Course   ISBN 978-0-557-01154-4
The secrets behind my drawings   ISBN 978-0-557-01156-8
The world of human drawings   ISBN 978-0-557-02754-5
Drawing humans in black and white   ISBN 978-1-4092-5186-6
Leren tekenen met gevoel   ISBN 978-1-4092-7859-7

John Baselmans' Lifework part 1   ISBN 978-1-4092-8941-8
John Baselmans' Lifework part 2   ISBN 978-1-4092-8959-3
John Baselmans' Lifework part 3   ISBN 978-1-4092-8974-6
John Baselmans' Lifework part 4   ISBN 978-1-4092-8937-1

John Baselmans' Lifework de luxe part 1
John Baselmans' Lifework de luxe part 2
John Baselmans' Lifework de luxe Curriculum

Eiland-je bewoner Deel 1   ISBN 978-1-4092-1856-2
Eiland-je bewoner Deel 2   ISBN 978-0-557-00613-7
Eilandje bewoner - Luxe edition   ISBN 978-1-4092-2102-9
Eiland-je bewoner Bundel   ISBN 978-0-557-01281-7
Mañan   ISBN 978-1-4092-8949-4
He oudje leef je nog?   ISBN 978-1-4092-8482-6
De wijsheden van onze oudjes   ISBN 978-1-4092-9516-7
Makamba   ISBN 978-1-4461-3036-0
Onze Cultuur   ISBN 978-1-4475-2701-5

Ingezonden   ISBN 978-1-4092-1936-1
Moderne slavernij in het systeem   ISBN 978-1-4092-5909-1
Help, de Antillen verzuipen   ISBN 978-1-4092-7972-3
Geboren voor één cent   ISBN 978-1-4452-6787-6
Pech gehad   ISBN 978-1-4457-6170-1
Zwartboek   ISBN 978-1-4461-8058-7
Mi bida no bal niun sèn   ISBN 978-1-4467-2954-0
Curacao Maffia Eiland   ISBN 978-1-4478-9049-2
De missende link   ISBN 978-1-4710-9498-9
Curatele   ISBN 978-1-4717-9319-6
Curacao achter gesloten deuren   ISBN 978-1-304-58901-9

De MATRIX van het systeem deel 1   ISBN 978-1-291-88840-9
De MATRIX van het systeem deel 2   ISBN 978-1-291-88841-6
The hidden world part 1   ISBN 978-1-326-03644-7
The hidden world part 2   ISBN 978-1-326-03645-4
Geloof en het geloven   ISBN 978-1-326-28453-4
Dieptepunt   ISBN 978-1-326-71278-5
Namen / Names   ISBN 978-1-326-81898-2
Drugs   ISBN 978-1-326-84325-0
De protocollen van Sion 21ste eeuw   ISBN 978-0-244-61655-7
Verboden publicaties   ISBN 978-0-244-91960-3
De maatschappelijke beerput   ISBN 978-0-244-36559-2
Achter de sociale media schermen   ISBN 978-0-244-14015-1
Project Corona/ COVID-19   ISBN 978-1-71664-848-9

Omnis 1   ISBN 978-0-244-10848-9
Omnis 2   ISBN 978-0-244-40848-0
Omnis 3   ISBN 978-0-244-70848-1
Omnis 4   ISBN 978-0-244-10849-6
Omnis 5   ISBN 978-0-244-40849-7
Omnis 6   ISBN 978-0-244-81855-5
Omnis Photos   ISBN 978-0-244-10859-5
Omnis Photos 2   ISBN 978-0-244-44015-2
Omnis Photos 3   ISBN 978-0-244-21863-8
Omnis Photos 4   ISBN 978-1-71664-569-3
Omnis Photos 5   ISBN 978-1-71664-567-9

Words of wisdom (part 1)   ISBN 978-1-4452-6789-0
Words of wisdom (part 2)   ISBN 978-1-4452-6791-3
Words of wisdom (part 3)   ISBN 978-1-4461-3035-3
Words of wisdom (part 4)   ISBN 978-1-4710-8130-9

The world of positive energy   ISBN 978-0-557-02542-8

Het energieniale leven   ISBN 978-1-4457-2953-4
Dood is dood "energieniale leven"   ISBN 978-1-4476-7213-5
Zelfgenezing "energieniale leven"   ISBN 978-1-4709-3332-6
Levenscirkel "energieniale leven"   ISBN:978-1-300-76189-1
Utopia "energieniale leven"   ISBN 978-1-329-51188-0
Vrijheid en liefde "energieniale leven" ISBN 978-1-329-79390-3
Dimensies "energieniale leven"   ISBN 978-1-365-87087-3
Hologram "energieniale leven"   ISBN 978-1-387-72155-9
Het lang verborgen geheim "energieniale leven" ISBN 978-0-359-70533-7
Quantiversum "energieniale leven"   ISBN 978-1-71657-634-8

NU   deel 1   ISBN 978-1-4092-7691-3
NU   deel 2   ISBN 978-1-4092-7736-1
NU   deel 3   ISBN 978-1-4092-7747-7
NU   deel 4   ISBN 978-1-4092-7787-3
NU   deel 5   ISBN 978-1-4092-7720-0
NU   deel 6   ISBN 978-1-4092-7742-2
NU   deel 7   ISBN 978-1-4092-7775-0
NU   deel 8   ISBN 978-1-4092-7738-5
NU   deel 9   ISBN 978-1-4092-7768-2
NU   deel 10   ISBN 978-1-4092-7708-8
NU   deel 11   ISBN 978-1-4092-7759-0
NU   deel 12   ISBN 978-1-4092-7661-6

Het dagboek van een eilandsgek   ISBN 978-0-359-85040-2